JOVEN PARA SIEMPRE

JOVEN PARA SIEMPRE

Descubre la llave del antienvejecimiento

DR. DANIEL L. CAMPOS, DNP

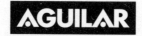

La información contenida en este libro es el resultado de años de experiencia práctica e investigación clínica por parte del autor. Dicha información, forzosamente, es de índole general y no es un sustituto de la evaluación o tratamiento con un especialista médico competente. Si cree que tiene necesidad de intervención médica, por favor diríjase a un doctor tan pronto como sea posible. Los relatos de este libro son verdaderos. Los nombres y circunstancias de los mismos han sido cambiados para proteger el anonimato de los pacientes.
El autor y el editor no se responsabilizan por ninguna pérdida o riesgo, personal o de otra índole, en que se haya incurrido como consecuencia, directa o indirecta, de la utilización y aplicación de cualesquiera de los contenidos de este libro.

The information presented in this book is the result of years of practice experience and clinical research by the author. The information in this book, by necessity, is of a general nature and not a substitute for an evaluation or treatment by a competent medical specialist. If you believe you are in need of medical intervention, please see a medical practitioner as soon as possible. The stories in this book are true. The names and circumstances of the stories have been changed to protect the anonymity of patients.
The author and publisher specifically disclaim liability, loss or risk, personal or otherwise, which is incurred as a consequence, directly or indirectly, of the use and application of any of the contents in this book.

Primera edición: octubre de 2019

© 2019, Daniel L. Campos
© 2019, Penguin Random House Grupo Editorial USA, LLC
8950 SW 74th Court, Suite 2010
Miami, FL 33156

Diseño de portada: Alfredo Salcedo
Foto del Autor: Leonardo Montero
Ilustraciones: Alfredo Salcedo

ISBN: 978-1-64473-077-5
ISBN ebook: 978-1-64473-078-2

Impreso en Estados Unidos — *Printed in USA*

Penguin
Random House
Grupo Editorial

Este libro es fruto del apoyo de muchísimas personas que he tenido a lo largo de mi carrera, pero sobre todo de mis pacientes. Sin su confianza para entregarme el cuidado de su más preciado tesoro, su salud, nunca hubiera podido plasmar mi experiencia profesional en este libro. También quiero dedicar este libro a mis padres que, aunque ya no están conmigo físicamente, siguen ahí para mí como una fuerza impulsora que me hace siempre hacer el bien y tratar de ser un mejor hombre y profesional cada día. A Félix Lahmann, por estar ahí a lo largo del camino apoyándome en todo momento, y a todos los que han creído en mí: a ustedes les dedico este libro con mucho cariño y agradecimiento.

ÍNDICE

INTRODUCCIÓN

Envejecer es una parte natural del ciclo de la vida. Sin embargo, cada vez más personas llegan a mi consulta expresando el deseo de verse y sentirse más jóvenes, de tener la energía y vitalidad de años pasados. Para muchos, la palabra *envejecer* causa malestar emocional, disgusto, miedo e incluso síntomas de depresión. Para mí —muy al contrario— ¡envejecer puede ser un sinónimo de victoria! Sin embargo, es una victoria que requiere estar preparados para poder no solo vivir más, sino vivir mejor.

En mi experiencia de más de dos décadas tratando a pacientes, muchos de ellos con enfermedades crónicas, me he dado cuenta de que el simple hecho de vivir más años no es suficiente; vivir más debe ir de la mano de vivir en plenitud, libre de enfermedades prevenibles y con la vitalidad de los años mozos. Eso es lo que ambiciono para el futuro de mis pacientes y el mío propio. Por eso reenfoqué mi carrera para ayudar a mis pacientes a vivir plenamente, sin importar la edad.

El envejecimiento es un proceso natural e inevitable con el paso de los años, y va acompañado de cambios físicos, psicológicos y sociales. Nuestra vida y nuestras relaciones cambiarán, pero esto no siempre es negativo. Con la preparación y la información adecuadas podemos disfrutar de nuestros años maduros y gozar de una buena salud, relaciones y hábitos. En este libro encontrarás información importante sobre el proceso de envejecimiento y cómo vivirlo plenamente. La clave está en dos cosas: prevenir y tratar adecuadamente. Aquí encontrarás algunas sugerencias para poder sobrellevar estos cambios.

El libro está dividido en capítulos que describen las medidas que puedes tomar para vivir una vida larga y sana. Te sugiero leerlo de principio a fin para tener toda la información necesaria, pero también puedes consultar capítulos individuales si tienes alguna preocupación en específico. Algunos de los temas que revisaremos son:

- Información sobre el proceso de envejecimiento: los principales cambios que suceden en el cuerpo y cómo disfrutar de este proceso.
- Cómo integrar una alimentación que te ayude a optimizar el funcionamiento de tu cuerpo y luchar contra el envejecimiento.
- La importancia del ejercicio físico y cómo encontrar la rutina que mejor se adapte a tu cuerpo.
- La relevancia del sueño con el antienvejecimiento y recomendaciones para lograr un sueño reparador.
- Cómo optimizar tus hormonas para que tu cuerpo esté en el mejor estado posible.
- Información sobre el cuidado de la piel y los productos adecuados para lucir tu mejor rostro.
- Recomendaciones sobre los mejores procedimientos estéticos para complementar tu plan de antienvejecimiento.
- La importancia de la salud mental y emocional para la belleza y juventud.

Este libro es un complemento de mi trabajo diario. Es una guía para aquellos que desean vivir una vida larga y sana.

1

EL PROCESO DE ENVEJECIMIENTO

El llegar a ser mayores es prueba
de que supimos hacerle la batalla al tiempo,
pero en mi opinión no se trata solo de vivir más,
la clave está en aprender a vivir mejor.
—Dr. Daniel L. Campos, DNP

Envejecer es un proceso natural que sucede gradualmente y de manera diferente para cada persona. Existen muchos factores que influyen en cómo se desarrolla este proceso y a qué edad, como los hábitos que tuvimos a lo largo de nuestra vida, el lugar donde vivimos y nuestra genética, entre otros. En mayor o menor medida, hay ciertos cambios comunes con los que nos podemos familiarizar para poder manejarlos de la mejor manera y vivir una vejez plena y feliz.

En este capítulo revisaremos algunas teorías del proceso de envejecimiento para entender las causa científicas y biológicas detrás de los cambios que suceden con el paso del tiempo, como la teoría del reloj celular y la teoría de los radicales libres. Luego revisaremos uno por uno los cambios que suceden en nuestro cuerpo, nuestra mente y nuestras relaciones sociales.

¡Entender el proceso de envejecimiento es clave para poder vivir a plenitud sin importar la edad!

TEORÍAS DEL PROCESO DE ENVEJECIMIENTO

¿Qué es lo primero que te viene a la mente cuando piensas en un cuerpo que está envejeciendo?

Probablemente pienses en los cambios más visibles, como las canas o arrugas. Pero estos son solo signos externos de una serie de procesos que están sucediendo dentro de nuestras células y sistemas corporales que juntos constituyen el envejecimiento normal.

Si bien esta es una de las pocas experiencias que todos los seres humanos tenemos en común, el envejecimiento es en realidad uno de los procesos menos entendidos de la naturaleza. Existen varias teorías que tratan de explicarlo de una manera lógico-científica, pero en mi opinión profesional la teoría del reloj celular del envejecimiento y la teoría de los radicales libres son las más convincentes.

Teoría del reloj celular del envejecimiento

La teoría del reloj celular del envejecimiento se llama así porque tiene que ver con el tiempo de reproducción de una célula. Muchas células humanas se dejan de reproducir después de cierto tiempo, porque cada vez que una célula se reproduce, el cromosoma o material genético pierde un poco de su tapa protectora hasta que ya no puede dividirse. La teoría del reloj celular sugiere que el envejecimiento ocurre cuando las células alcanzan su límite reproductivo programado y las partes de las células se desgastan. Esto puede causar el acortamiento de los telómeros (cápsula de proteína en el extremo de los cromosomas) y tapones en los cromosomas celulares.

Teoría de los radicales libres

Según esta teoría, el envejecimiento ocurre cuando los radicales libres —los subproductos tóxicos del metabolismo celular, la oxidación— dañan a lo largo del tiempo el ácido desoxirribonucleico (ADN), proteína compleja que se encuentra en el núcleo de las células y es el principal material genético de los seres vivos, y, finalmente, causan la muerte celular. Las mitocondrias, que son los motores del metabolismo celular, juegan un papel central porque producen una cantidad desproporcionada de radicales libres. ¿Alguna vez has escuchado sobre la importancia de los antioxidantes en los alimentos, como en el vino o el chocolate? Pues esta teoría, que data de la década de 1950, es la razón por la que se popularizó esta creencia.

CAMBIOS FÍSICOS RELACIONADOS CON LA EDAD

Durante el proceso de envejecimiento suceden cambios físicos que son una parte natural del avance de la edad. El momento de la vida en el que empiezan estos cambios depende de una variedad de factores, incluyendo nuestra genética, dieta, cultura, niveles de actividad y exposición ambiental. Por esto, se dan en diferentes grados y tiempos dependiendo de cada persona. Podemos dividirlos en dos grupos: *cambios sensoriales*, como la audición, visión, gusto y olfato, el tacto y el dolor; y *cambios orgánicos*, que suceden principalmente en la piel, el corazón, el cerebro, los huesos y músculos. Estos cambios pueden tener un efecto profundo en nuestro estilo de vida, pero con la información y herramientas correctas podemos adaptarnos para vivir en plenitud.

Cambios sensoriales

Los cambios sensoriales tendrán un efecto más inmediato en nuestra forma de vivir, por lo que pueden causar frustración o hasta vergüenza. Sin embargo, son los que tienen una solución más fácil, ya sea a través de un cambio o ajuste en nuestro estilo de vida, con ayuda de alguna tecnología o con tratamiento médico. Algunas de las dificultades que pueden venir con los cambios sensoriales se presentan en la comunicación y la movilidad, de manera que a veces empezamos a depender más de otros. Es importante no desesperarnos con nuestro propio cuerpo y entender que este es un proceso normal.

Audición

Conforme el cuerpo envejece, puede disminuir nuestra capacidad auditiva. Esto dependerá de cada quien, pero quienes estuvieron expuestos a ruidos fuertes a lo largo de sus vidas, tal vez por el trabajo, normalmente lo presentan más. Puede ser gradual o repentino: de pronto es más difícil oír a las personas con quienes conversamos, o no oímos cuando suena el timbre o el teléfono.

A la pérdida de audición relacionada con la edad se le llama presbiacusia. Es uno de los efectos más comunes de la vejez y normalmente sucede de manera gradual por cambios internos que ocurren en el oído. También puede suceder como resultado de cambios en las vías nerviosas, como efecto de algún medicamento, o por estar expuestos a sonidos fuertes por mucho tiempo. Muchas veces, la pérdida de audición sucede por una combinación de estos, de manera que es difícil señalar una causa específica. Una manera de cuidarnos de la pérdida de audición es evitar ruidos fuertes, por ejemplo, de la música, armas de fuego, maquinaria y otros.

Aunque la presbiacusia es uno de los efectos más comunes en el proceso de envejecimiento, existen muchos aparatos que ayudan con la audición, como audífonos o implantes, que nos permiten oír igual o incluso mejor que antes. Detectar este cambio y encontrar el tratamiento o aparato adecuado nos permite seguir disfrutando de placeres como la conversación y la música.

Visión

Conforme vamos envejeciendo, podemos notar cambios en nuestra vista. Los cambios visuales se manifiestan de diferentes formas y algunos se tratan fácilmente. Hay algunos problemas que son señales de otros más graves, por lo que es importante hacernos exámenes con regularidad para poder detectar alguna enfermedad con tiempo y darle el tratamiento adecuado.

Uno de los trastornos más comunes es la presbicia, que es perder la habilidad de ver objetos o textos de cerca. También sucede que aparecen en la vista algunas manchas: esto es normal, pero puede ser señal de problemas más graves, como el desprendimiento de la retina, y es importante acudir a un médico si ves manchas. Los ojos también suelen lagrimear, ya sea por cambios de luz, temperatura o por resequedad. También existen algunas enfermedades que son comunes durante el envejecimiento, como las cataratas, enfermedades de la córnea, ojos secos y glaucoma. Estas enfermedades surgen como parte de la degeneración macular normal durante el envejecimiento.

Los trastornos como presbicia, resequedad y lagrimeo normalmente tienen soluciones fáciles, como anteojos o gotas para los ojos. Las cataratas y otras enfermedades podrían requerir un tratamiento médico un poco más complejo. Gozar de buena vista nos permite disfrutar de nuestras actividades cotidianas como leer, ver televisión e incluso conversar con los demás. Con el tratamiento adecuado podemos seguir disfrutando y vivir en plenitud.

Gusto y olfato

El gusto y el olfato son dos sentidos que están ligados y funcionan en conjunto. Una gran parte de saborear la comida está en poder olerla. El olfato además sirve para detectar olores que señalan algún peligro, como olor a gas o a humo. Los olores también son un componente importante de la memoria, ya que ciertos olores nos traen recuerdos emocionales de años atrás. Conforme vamos envejeciendo es normal que vayamos perdiendo la sensibilidad olfativa y el gusto. Esto es porque se reduce el número de papilas gustativas y la boca comienza a producir menos saliva. En la nariz, la pérdida de terminaciones nerviosas y producción disminuida de moco puede dificultar la percepción de los olores.

La disminución del gusto y el olfato puede llevarnos a la pérdida del apetito y a no disfrutar de la comida de la misma manera. Algunas formas de contrarrestar esto es preparando la comida de maneras diferentes, con otros sabores. También es importante instalar detectores de humo y gas dentro de nuestros hogares, ya que si no percibimos estos olores podemos correr peligro.

Tacto, dolor y otros estímulos

El sentido del tacto es importante en nuestra vida diaria, ya que nos ayuda a detectar temperaturas muy calientes o muy frías y a tener mejor postura y estabilidad al caminar, entre otros. La pérdida de sensibilidad del tacto es común en el proceso de envejecimiento y puede tener varias causas, entre ellas, la disminución del flujo sanguíneo a las terminaciones nerviosas, a la médula espinal o al cerebro, la falta de nutrientes o algunos trastornos cerebrales.

La reducción de la sensibilidad al tacto puede causar dificultades al caminar o incluso caídas, así como accidentes como quemaduras o hipotermia, ya que no nos damos cuenta cuando algo tiene una temperatura extrema. Algo que podemos hacer para contrarrestar el efecto de esto es comprobar la temperatura antes de salir, en vez de vestirnos según sintamos calor o frío. También puede ser más difícil detectar heridas o lesiones, por lo que es importante revisar el cuerpo para confirmar que estamos bien.

Cambios orgánicos

Durante el proceso de envejecimiento, los órganos vitales comienzan a perder algo de su funcionamiento. Esto afecta todos los sistemas corporales y se manifiesta de distintas maneras. Los cambios más importantes suceden en la piel, el corazón, el cerebro, los huesos y los músculos. Aunque estos cambios son una parte normal del proceso, hay ciertas medidas y precauciones que podemos tomar para evitar problemas, así como detectar cualquier enfermedad o trastorno a tiempo y tratarlo adecuadamente. La clave para vivir la vejez en plenitud es estar informado y atento a las necesidades de nuestro cuerpo, para poder así tratarlo de la mejor manera y con la medicina o tecnología adecuadas para un mejor funcionamiento.

Piel

Tal vez el aspecto más común y visible del envejecimiento son los cambios en la piel, por ejemplo, las arrugas, las manchas y el aspecto reseco. Aunque muchas veces nuestra preocupación principal sea estética, ¡las condiciones de la piel tienen efectos que van mucho más allá de la apariencia física! Es importante cuidar la piel apropiadamente.

En el proceso de envejecimiento, la capa externa de la piel se adelgaza y la cantidad de células que contienen pigmento disminuye. Esto hace que la piel se vea más delgada, pálida y transparente, y que puedan aparecer algunas manchas. Es común que salgan más manchas en partes de la piel que estuvieron expuestas al sol a lo largo de los años, como la cara y las manos. Los cambios en el tejido también reducen la elasticidad de la piel, los vasos sanguíneos se vuelven más frágiles y la piel produce menos grasa y sudor.

Corazón

El corazón es un órgano muy importante que lleva la sangre y el oxígeno a todas las partes de tu cuerpo, ayudándolo a funcionar correctamente. Durante el envejecimiento, el corazón, los vasos sanguíneos y la sangre sufren cambios que son totalmente normales. Con el cuidado apropiado podemos evitar las consecuencias negativas de esto, pero es importante hacernos chequeos frecuentes para poder tratar a tiempo cualquier enfermedad o trastorno.

Los cambios más comunes que suceden dentro del corazón son: una reducción de la frecuencia cardíaca, un incremento pequeño en el tamaño del corazón, arritmia y cambios en las válvulas del corazón. Además, los vasos sanguíneos, que ayudan a controlar la presión arterial, se pueden volver menos sensibles y causar problemas de presión arterial. La sangre cambia ligeramente gracias a la reducción en la cantidad de agua que hay en el cuerpo, por lo que se puede reducir el número de los glóbulos blancos, haciéndonos más susceptibles a enfermedades o infecciones. El músculo cardíaco se espesa y los vasos sanguíneos se endurecen con la edad, reduciendo la cantidad de oxígeno disponible para el cerebro y el cuerpo. La capacidad respiratoria puede disminuir hasta 40 por ciento entre los 20 y 70 años.

A pesar de estos cambios, normalmente el corazón sigue bombeando suficiente sangre para mantener el cuerpo en buen estado, pero ciertos medicamentos, estrés emocional, esfuerzo físico, enfermedades, infecciones y lesiones pueden causar otras dificultades. Las complicaciones del corazón pueden resultar en otros trastornos, como la anemia, arteriosclerosis, insuficiencia cardíaca, coágulos sanguíneos e incluso un ataque cardíaco. Es importante hacer chequeos periódicos, además de tomar otras medidas para mejorar nuestra salud cardiovascular. Lo más importante es mantener una dieta balanceada y saludable, además de hacer ejercicio regular. Esto ayudará a mantener un buen estado cardiovascular.

Cerebro

El cerebro controla muchos aspectos de nuestro cuerpo y está ligado especialmente al movimiento, el pensamiento, la memoria y otras funciones cognitivas. Conforme envejecemos, perdemos la estructura de la célula nerviosa y la función de las células nerviosas individuales. Esto puede causar cambios en nuestra capacidad de recordar y la rapidez con la que podemos pensar y hablar, por lo que es normal que nos volvamos un poco más lentos al realizar estas actividades. Entender que esta es una parte normal del proceso de envejecimiento te ayudará a mantener el optimismo y no frustrarte.

Actualmente se están desarrollando diferentes estudios sobre la plasticidad y adaptabilidad del cerebro, pero también hay cosas que puedes hacer para mejorar tus funciones cognitivas y cerebrales, como leer, jugar juegos de memoria o aprender nuevas destrezas, como bailar o tocar un instrumento. Todo esto ayudará a mantener tus habilidades cognitivas.

Huesos y músculos

Los huesos y los músculos empiezan a cambiar conforme envejecemos. Esto depende de factores genéticos y nuestro estilo de vida, y normalmente sucede más pronto en las mujeres después de la menopausia. Entre los 30 y 70 años, la masa muscular declina más de 20 por ciento en hombres y mujeres, especialmente si no hacemos ejercicio regularmente. Los cambios se deben principalmente a la degeneración de cartílagos y líquidos que se encuentran en las articulaciones. Esto hace que perdamos flexibilidad, fuerza y tonificación en los músculos.

Los huesos se vuelven más frágiles, por lo que debemos tener más cuidado para no caernos o sufrir cualquier tipo de accidente. Estos cambios también nos afectan al caminar o hacer movimientos, como ponernos de pie o sentarnos; los movimientos se vuelven más lentos y a veces puede haber dolor. También hay cambios en la postura, ya que la espalda se puede encorvar y el cuello se inclina, los hombros se vuelven más estrechos y la pelvis más ancha.

Todos estos cambios ocasionan dificultad en la movilidad, por lo que a veces es más complicado hacer movimientos cotidianos como levantarnos de la cama, subir escalones e incluso caminar ciertas distancias. También se pueden desarrollar enfermedades y trastornos como la osteoporosis o la artritis. El ejercicio y la alimentación saludable son clave para prevenir o mitigar ciertos trastornos.

CAMBIOS SOCIALES Y PSICOLÓGICOS

El proceso de envejecimiento siempre va acompañado de cambios sociales y psicológicos que afectan nuestra manera de percibir la vida y la forma en que nos relacionamos con los demás. A diferencia de los cambios sensoriales y orgánicos, que se producen de manera similar y por efectos biológicos, estos cambios son más sutiles y varían según nuestros antecedentes y las relaciones que tenemos con los demás, como nuestros familiares, amigos y diferentes personas que vemos en nuestro día a día. Estos cambios también se manifiestan de maneras diferentes, dependiendo de algunos factores de nuestra situación de vivienda, por ejemplo, si vivimos solos, en pareja o con familiares; si tenemos familiares cercanos o si trabajamos o estamos jubilados. Una de las claves para vivir la vejez en plenitud es aceptar estos cambios y ver los efectos positivos que pueden traer a nuestras vidas.

Cambios sociales

Uno de los mayores cambios será en la vida social y en la manera en que nos relacionamos con los demás. El proceso de envejecimiento normalmente está acompañado de un cambio en el rol individual de una persona. Un aspecto importante es el laboral, ya que es normal que nos jubilemos en esta época. También es común ver una evolución en la dinámica familiar conforme vayan creciendo los hijos, se muden de nuestra casa y tengan su propia familia, de manera que pasamos de ser solo padres a ser abuelos.

Otro cambio se puede dar cuando desarrollamos condiciones normales de la vejez que causan una dependencia mayor en los demás, ya sea de nuestros hijos, familiares, conocidos o incluso de algún enfermero o persona que nos dé servicio de cuidado. Es común percibir una brecha generacional, por lo que podemos batallar para entender la manera de pensar que desarrollan nuestros hijos o nietos u otras personas que conocemos de generaciones posteriores a la nuestra.

Algunos de estos cambios, especialmente la dependencia, pueden percibirse como humillantes o frustrantes. Sin embargo, los años de vida también traen una sabiduría que podemos compartir con nuestros seres queridos y que nos permiten disfrutar de la compañía de los demás y de la vida social. Para la mayoría de las personas, las relaciones sociales son una parte clave de la plenitud.

Cambios psicológicos

Como hemos visto, las capacidades cognitivas pueden disminuir durante el envejecimiento, por lo que podemos ver cambios en la manera en que procesamos la información, una dificultad para adquirir nuevos conocimientos, cambios en la memoria (especialmente de corto plazo), más lentitud al hablar o comunicarnos y cambios afectivos que van de la mano por diferentes tipos de pérdidas (físicas, familiares, laborales). La pérdida es una parte importante de la vejez, ya que con los años perderemos a amigos y familiares. Aceptar esto como parte natural de la vida nos ayudará a vivir felizmente y agradecer la vida.

Muchos también han reportado cambios en la manera en que ven la vida con el paso de los años: aprenden a apreciar a sus familiares, cosas más sencillas y a dejar las presiones económicas, laborales y sociales en el pasado. Así, la vejez puede ser una de las etapas más felices y divertidas de nuestras vidas.

EVOLUCIÓN DE LA SEXUALIDAD

Durante el proceso de envejecimiento evoluciona la sexualidad. Esto no quiere decir que se acabe el deseo por el placer y las relaciones; al contrario, muchos han expresado que aún está presente. Sin embargo, los cambios físicos ocasionan transformaciones en nuestra sexualidad y nuestras relaciones íntimas. Esto además tiene que ver con otros factores, como nuestra pareja (si la hay) y las variaciones en el deseo sexual. Para la plenitud, es importante escuchar a nuestro cuerpo y buscar lo que más nos haga felices. Existen medicamentos y tratamientos que pueden ayudar a cualquier condición física, pero debemos disfrutar estos años y aceptar los cambios de nuestro cuerpo.

Cambios en las mujeres

Los principales cambios que notarán las mujeres son en la vagina, que puede acortarse y estrecharse, y las paredes vaginales, que pueden volverse más rígidas y delgadas. Además, la lubricación vaginal puede disminuir, de manera que ciertas actividades sexuales resulten dolorosas. Después de la menopausia, los niveles de estrógeno disminuyen, por lo que puede haber un deseo sexual reducido. La falta de lubricación se puede contrarrestar utilizando un lubricante, pero antes de utilizarlos es importante verificar que no te causen alergias.

Cambios en los hombres

El cambio más importante en la sexualidad de los hombres es la impotencia sexual o disfunción eréctil. Puede tardar en lograr una erección, y su erección puede que no sea tan firme o grande como antes, y puede tardar más en eyacular. Esto es un resultado de la disminución de los niveles de testosterona. Existen tratamientos para la disfunción eréctil que pueden ayudarnos a disfrutar de una vida sexual activa.

En conclusión, el proceso de envejecer es inevitable, pero no todos lo viven igual. Tener toda la información necesaria te ayudará a vivir el proceso de manera placentera y disfrutar de los años tardíos al máximo.

ASÍ QUE YA SABES...

- El proceso de envejecimiento es normal; hay que disfrutar de la vida a pesar de los cambios que nos traen los años.
- Los cambios físicos se experimentan principalmente en las habilidades sensoriales (audición, visión, gusto, olfato, tacto) y en los órganos del cuerpo (piel, corazón, cerebro, músculos y huesos). Muchos de estos cambios se pueden prevenir o tratar.
- Los cambios psicológicos son una parte esencial del proceso. ¡Hay que aprender a vivirlos positivamente!

2

LA ALIMENTACIÓN
Y EL ANTIENVEJECIMIENTO

*Si cuidas tu alimentación evitas enfermedades
y eso te recompensa con una mejora en tu cuerpo
y en tu imagen. La salud es todo y es como
el tiempo, no se compra, por eso cuídala.*
—MICHELLE GALVÁN, periodista y presentadora

Aunque el proceso de envejecimiento es natural y nos sucede a todos, hay ciertas medidas que podemos tomar para contrarrestar los efectos negativos del paso del tiempo, especialmente los cambios orgánicos y sensoriales. Una de las maneras más sencillas de prevenir y contrarrestar las señales de la vejez es a través de la nutrición. No importa si tienes 25, 50 o más años, siempre estás a tiempo para cambiar tus hábitos.

¿Alguna vez has oído a alguien decir que eres lo que comes? Pues en cierta medida, esto es verdad: lo que comemos se ve reflejado en nuestra piel, el cabello, nuestro nivel de energía y más. En este capítulo te daré toda la información que necesitas sobre los tipos de alimentos que te pueden ayudar con el antienvejecimiento y cómo integrar un plan de alimentos que le dé a tu cuerpo todas las herramientas para contrarrestar los efectos del paso del tiempo.

LA DIETA PARA EL ANTIENVEJECIMIENTO

Quizá el título de esta sección te haga pensar en la palabra "dieta", y con ella venga la desesperación, angustia y sentimiento de fracaso que muchas veces van de la mano de las dietas estrictas. Cuántas veces hemos intentado la última dieta milagro que promete hacernos bajar 10 libras (4.5 kilogramos) en una semana o regresarnos la energía de la adolescencia. ¡El problema es que muchas de estas dietas no son saludables!

Eliminar por completo ciertos alimentos de nuestra dieta o seguir planes de alimentación que no son sostenibles, en el mejor de los casos, solo tiene efectos a corto plazo. Al final nos hartamos de la dieta, regresamos a nuestros hábitos y nos sentimos desanimados. Siempre les digo a mis pacientes que tenemos que olvidarnos de las dietas. Por eso, en este capítulo no te voy a tratar de imponer una "dieta" en el sentido tradicional, sino que te voy a dar consejos y recomendaciones sobre cómo incorporar hábitos saludables que tendrán un gran beneficio para tu cuerpo y que ayudarán a retrasar el proceso de envejecimiento.

Controla tu consumo de calorías

Tal vez te parezca un poco obvio, ya que reducir las calorías es lo primero que nos dicen cuando queremos bajar de peso. ¿Pero sabías que las dietas bajas en calorías también sirven para combatir la vejez? Varios estudios que han hecho en animales demuestran que este tipo de dieta ayuda a reducir la probabilidad de enfermedades cardíacas y renales y retrasa la aparición de tumores. Esto es porque las dietas hipocalóricas causan cambios hormonales y una mejor desintoxicación de los radicales libres, lo que a la vez reduce el daño al sistema circulatorio celular de la oxidación. Pero antes de que empieces a morir de hambre, acuérdate de que siempre tenemos que hacer los cambios en nuestra dieta de una manera saludable y no muy restrictiva. Los estudios demuestran que los efectos de la restricción calórica solo son eficaces cuando no van más allá de 20 por ciento de la ingesta calórica recomendada para cada grupo de edad. Así que no hace falta que comas pura col rizada y coliflor, ¡solo medir tus porciones y seguir una dieta balanceada!

Aquí puedes consultar la cantidad de calorías que se recomiendan según tu edad y nivel de actividad:

ACTIVIDAD		19-30	31-50	51 O MÁS
Mujeres	Sedentaria	2000	1800	1600
	Moderada	2000-2200	2000	1800
	Activa	2400	2200	2000-2200
Hombres	Sedentaria	2400	2200	2000
	Moderada	2600-2800	2400-2600	2200-2400
	Activa	3000	2800-3000	2400-2800

Otra vez: la idea no es restringirnos mucho, sino disfrutar de la comida y de la buena alimentación. Algunas maneras fáciles de reducir las calorías en tu dieta son:

- **Consume muchas verduras.** Las verduras son altas en fibra y bajas en densidad calórica. Esto quiere decir que puedes comer grandes cantidades sin agregar muchas calorías. Las verduras nos ayudan a sentirnos más satisfechos, además de aportar muchos nutrientes que contribuyen al antienvejecimiento.

- **Come todos los tipos de alimentos en cada comida.** Algunas dietas tradicionales nos piden restringir por completo ciertos alimentos, como las grasas o los carbohidratos. ¡Esto no es necesario! Lo importante es tener una dieta balanceada, que en cada comida se incluyan proteínas, carbohidratos, verduras y grasas saludables en porciones adecuadas.
- **Prepara tus platillos al vapor, a la plancha o al horno.** Muchas veces preparamos alimentos saludables de maneras que agregan muchas calorías innecesarias, como el empanizado, freírlos o con mucha mantequilla o aceite. Hay muchas recetas para preparar nuestros alimentos sin agregar calorías innecesarias, ni sacrificar el sabor. Aprender a preparar los alimentos de manera sana es una forma fácil de evitar calorías excesivas.

COME ALIMENTOS DE CALIDAD

El propósito de la comida es proporcionarnos los nutrientes y la energía necesarios para que el cuerpo pueda funcionar de manera óptima. Por eso, no es solamente importante la cantidad de comida que consumes, sino también la calidad de los nutrientes que esta comida te aporta. Imagínate que tu cuerpo es como un coche: el tipo de gasolina que le pones tiene un impacto tanto en la duración del tanque como en el mantenimiento del motor. De la misma manera, el tipo de comida que le das a tu cuerpo tiene un efecto importante en su funcionamiento, tanto en procesos internos como en tu apariencia física.

Considero que una dieta es *inadecuada* cuando no incluye todos los nutrientes necesarios para el mejor funcionamiento del cuerpo. Las dietas inadecuadas favorecen la aparición de trastornos específicos de la edad avanzada.

- Las dietas carentes de proteínas aumentan los efectos de los cambios en el metabolismo proteico ocasionados por la edad. La recomendación de proteína es de 1 gramo de esta por cada kilogramo (poco más de dos libras) de peso al día.

- Las dietas altas en grasa están relacionadas con la arteriosclerosis.

- Las dietas altas en carbohidratos se relacionan con la glucosilación de las proteínas (cuando se unen la glucosa y la proteína) y la aparición de diabetes.

- Es importante consumir suficiente fibra, ya que mejora el tránsito intestinal y reduce el riesgo de cáncer de colon y colesterol sanguíneo. Sin embargo, el exceso de fibra puede causar la retención de calcio, hierro, magnesio y zinc y hacer más complicada la digestión. Lo ideal es recibir la fibra necesaria a través de frutas y verduras, sin la necesidad de suplementos.

- Consumir un exceso de calorías puede causar trastornos metabólicos, mientras no consumir suficientes puede causar carencias.

LOS RADICALES LIBRES, LA GLUCOSILACIÓN Y EL CONSUMO DE ALCOHOL

En resumen, lo más importante para la nutrición antienvejecimiento es recibir una dieta adecuada y variada, en la que consumas todos los nutrientes que tu cuerpo necesita. Sin embargo, hay otros factores que debes tomar en cuenta en tu alimentación para lucir lo mejor posible:

- **Radicales libres:** ¿recuerdas la teoría de los radicales libres que mencioné en el primer capítulo? Los radicales libres son moléculas que se forman naturalmente dentro del cuerpo como resultado de nuestro proceso metabólico, el medioambiente y el ejercicio, entre otros. Cuando hay un exceso de radicales libres, pueden aparecer señales de vejez prematura, como menos elasticidad en la piel y arrugas. La dieta nos puede ayudar a neutralizar los efectos de estas moléculas a través de sustancias antioxidantes, como las vitaminas E y C, los betacarotenos y los oligoelementos, que ayudan a la formación de enzimas antioxidantes.

- **Glucosilación de las proteínas:** este es un proceso que, básicamente, sucede cuando se unen la glucosa y la proteína en el cuerpo. Esto puede causar cataratas, arrugas en la piel y ateroesclerosis, entre otras. Este proceso se acentúa cuando consumimos demasiados carbohidratos, por lo que hay que cuidar la cantidad que incluimos en nuestra dieta.

- **Consumo de alcohol:** consumir demasiado alcohol interfiere en la absorción de algunas vitaminas, inhibe la actividad de las células de nuestros huesos, disminuye el potasio y aumenta los valores de grasa en la sangre. Todo esto produce señales de vejez. Podemos evitar los efectos negativos de esto manteniendo nuestro consumo de alcohol al mínimo. Además, de acuerdo con la *Guía Dietética para los Estadounidenses* (2015-2020), si se consume alcohol, debe ser con moderación, hasta una bebida por día para las mujeres y hasta dos bebidas por día para los hombres, y solo para adultos en edad legal para beber. Además, si se consume alcohol, se debe tener en cuenta las calorías del alcohol para que no se excedan los límites de calorías para otros usos y las calorías totales.

¡CUIDADO! NO TODO LO QUE BRILLA ES ORO

Cuando compras tus alimentos, ¿te fijas en la etiqueta? Si no lo haces, es importante que aprendas a hacerlo, ya que muchas veces algunos alimentos que se promocionan como "saludables", "light" o "bajos en grasa" ocultan ingredientes que no son los mejores. En la medida de lo posible, busca alimentos que no sean procesados, y cuando compres comidas empaquetadas, fíjate en lo siguiente en la etiqueta:

- **Ingredientes:** los ingredientes están en orden de la cantidad que contiene el alimento; por ejemplo, si el primer ingrediente en la lista es *azúcar*, este es el ingrediente que más se encuentra en el alimento. Trata de buscar alimentos con pocos ingredientes y que puedas pronunciar, para evitar comer alimentos demasiado procesados o con químicos agregados.
- **La porción:** muchas veces, los paquetes anuncian algo como "solo 100 calorías por porción", pero en realidad el paquete contiene seis porciones o el equivalente a 600 calorías. Por lo tanto, es importante fijarte en la cantidad incluida en cada porción para poder hacer un cálculo real de las calorías consumidas.
- **Las calorías:** consumir un exceso de calorías está relacionado directamente con el aumento de peso y algunas enfermedades crónicas. Asegúrate de revisar las calorías de tus alimentos.
- **Nutrientes:** también es importante fijarte de dónde provienen las calorías. Opta por alimentos con menos azúcar, más fibra y cantidades adecuadas de carbohidratos, proteínas y grasas.

PESTICIDAS, ANTIBIÓTICOS Y HORMONAS

Seguro que ya has oído hablar de los efectos negativos que tienen en nuestro cuerpo los químicos y hormonas. ¿Pero de qué se trata esto? En los procesos de cultivo y producción de los alimentos en la actualidad se utilizan diferentes sustancias, como pesticidas, antibióticos y hormonas, para tener una producción más grande. Desafortunadamente, varios estudios han demostrado que consumir estos químicos en nuestros alimentos está relacionado con varias enfermedades y trastornos, entre ellas el cáncer, y también propicia señales de vejez. Aunque es muy difícil erradicar por completo estas sustancias de tu dieta, sí puedes tomar medidas para tratar de evitarlas lo más posible. Aquí te dejo algunas recomendaciones:

- Asegúrate de lavar y desinfectar completamente todas las frutas y verduras.
- Cuando sea posible, compra productos orgánicos.
- Si tienes espacio, planta algunas verduras en tu jardín.
- Cocina completamente el pollo y la carne roja.
- Consume una gran variedad de alimentos e integra la proteína vegetal a tu dieta para reducir la cantidad de hormonas y antibióticos que consumes.

GRUPOS DE ALIMENTOS ESENCIALES

Para tener hábitos nutricionales saludables es necesario tener la información básica acerca de los tres grupos de alimentos esenciales para el buen funcionamiento del organismo: proteínas, grasas y carbohidratos. No todos los alimentos dentro de estas tres clasificaciones son beneficiosos, por lo que debemos saber diferenciar entre las opciones saludables dentro de los grupos.

Proteínas saludables

La proteína es un macronutriente importante en el funcionamiento de tu cuerpo. Hay diferentes estudios que dan distintas recomendaciones sobre la cantidad de proteína que debemos consumir, pero yo recomiendo consumir alrededor de 1 gramo por kilogramo (poco más de dos libras) al día. Esto puede variar según tu edad, género y nivel de actividad diaria, pero asegúrate de comer por lo menos una porción de proteína en cada comida. La proteína ayuda a reparar el tejido corporal, a tener uñas y pelo saludables, a desarrollar músculo, tener buen metabolismo, mantener buenos niveles de energía y al equilibrio hormonal, entre muchas otras cosas.

La proteína se encuentra en muchos alimentos diferentes, como la carne roja, pescado, pollo, huevo, legumbres y algunas verduras. Sin embargo, no todos estos alimentos son igual de nutritivos. Algunas recomendaciones para incorporar la proteína saludable a tu dieta son:

- Da preferencia a las carnes magras, los mariscos y el pescado. Trata de reducir el consumo de carne roja a una o dos veces por semana.
- Incorpora el huevo y los lácteos a tu dieta.
- Prepara tus platillos, como carne, pollo y pescado, a la plancha o al vapor. Evita las carnes fritas o empanizadas.
- Si eres vegetariano, incorpora más frijoles y legumbres, así como verduras altas en proteína, como los hongos, espárragos, brócoli y espinacas.

Grasas saludables

Las grasas son una parte indispensable de una dieta saludable, pero es importante regular el consumo para evitar el exceso de calorías. Existen diferentes tipos de grasas:

- **Grasa saturada:** este tipo de grasa es sólida a temperatura ambiente. Se encuentra principalmente en productos animales, como la leche, carne y quesos.
- **Grasas trans:** este tipo de grasa pasa por un proceso de hidrogenación que hace que sea más dura a temperatura ambiente. Normalmente se encuentra en comidas procesadas como la margarina, postres empaquetados y comida basura.
- **Grasas insaturadas:** este tipo de grasa se subdivide en grasa poliinsaturada y monoinsaturada. Muchos expertos consideran que este es el mejor tipo de grasa. Es líquida a temperatura ambiente y se encuentra principalmente en nueces y aceites vegetales, como el aceite de oliva o de aguacate.

Algunas recomendaciones para consumir la grasa adecuada:

- Aprende a medir las porciones. Aunque la grasa es buena y necesaria para tu cuerpo, los alimentos altos en grasa aportan muchas calorías, y esto puede producir aumento de peso. La porción adecuada es un puñado de nueces, un cuarto de aguacate pequeño o una cucharada de aceite, por ejemplo.
- Opta por grasas insaturadas, como almendras, aguacate, nueces y aceite de oliva.
- Evita en la medida de lo posible los aceites hidrogenados y el exceso de grasa animal.
- El chocolate negro es una buena fuente de grasa y puede ayudar a calmar la ansiedad por algo dulce. Busca chocolates que contengan por lo menos 70 por ciento de cacao.

Carbohidratos saludables

Aunque muchas dietas de moda nos han hecho pensar que los carbohidratos son la causa principal del aumento de peso, en realidad son una parte importante de cualquier dieta. Un consumo adecuado de carbohidratos saludables es necesario para que el cuerpo mantenga sus niveles de energía y funcione adecuadamente. Sin embargo, es importante no consumirlos excesivamente, ya que los carbohidratos que no se utilizan para la energía se almacenan en el cuerpo en forma de grasa. Podemos dividir los carbohidratos en dos tipos:

- **Carbohidratos simples:** se encuentran principalmente en la fruta y los azúcares refinados, como en el pan blanco, pasteles, pasta, etcétera.
- **Carbohidratos complejos:** este tipo de carbohidrato tiene más nutrientes. Se encuentran en granos y harinas integrales, verduras y legumbres.

Debemos tratar de evitar los carbohidratos simples y optar siempre por los carbohidratos complejos, ya que los simples tienen más probabilidad de almacenarse en el cuerpo como grasa. Aquí te dejo algunas recomendaciones para incluir los carbohidratos en tu dieta de manera saludable:

- Aprende a medir las porciones. Un exceso de carbohidratos puede provocar aumento de peso y de grasa corporal.
- Consume siempre panes y cereales integrales y multigrano.
- Si quieres algo dulce, come alguna fruta, en vez de pasteles o galletas, ya que estos a menudo contienen mucha azúcar agregada.
- Incluye arroz integral, avena, quinoa y frijoles en tu dieta.

GRUPO	CALORÍAS	CARBOHIDRATOS	LÍPIDOS	PROTEÍNAS
Cereales	140	30	1	3
Verduras en general	30	5	0	2
Verduras libre consumo	10	2.5	0	0
Frutas	65	15	0	1
Carnes altas en grasa	120	1	8	11
Carnes bajas en grasa	65	1	2	11
Leguminosas	75	30	1	11
Lácteos altos en grasa	110	9	6	5
Lácteos medianos en grasa	85	9	3	5
Aceites y grasas	180	0	20	0
Alimentos ricos en lípidos	175	5	15	5
Azúcar	20	5	0	0

ÍNDICE GLUCÉMICO Y EL ANTIENVEJECIMIENTO

El índice glucémico es una manera de clasificar los carbohidratos según su efecto inmediato en los niveles de azúcar en la sangre. El índice glucémico se puede caracterizar como alto o bajo:

- **Índice glucémico alto:** los carbohidratos que se descomponen rápidamente durante la digestión. La respuesta de la glucosa en la sangre es rápida y alta. Esta categoría incluye alimentos como pan bajo en fibra, pasta, arroz blanco, papas, galletas y papas fritas.
- **Índice glucémico bajo:** los carbohidratos que se descomponen lentamente, liberando el azúcar en la sangre gradualmente, tienen índices glucémicos bajos. Esta categoría incluye alimentos como el brócoli, la espinaca, la coliflor, el pan de grano de cáñamo o germinado y las frutas con alto contenido de fibra, incluyendo las manzanas y las peras.

En un programa de antienvejecimiento es importante favorecer los alimentos con índice glucémico bajo, ya que hay muchos efectos positivos que se han relacionado con este tipo de dieta, como reducir los niveles de insulina en ayunas. Esto es esencial para poder bajar de peso. Algunos de los beneficios de reducir los niveles de insulina en ayunas son:

- Quemar la grasa almacenada y mejorar la composición corporal.
- Combatir muchas enfermedades crónicas, como la enfermedad cardiovascular.
- Reducir la inflamación del cuerpo, que a la vez sirve para combatir el desarrollo de enfermedades como la

enfermedad cardiovascular, el mal de Alzheimer, la diabetes, la artritis y el cáncer.

- Reducir el daño a las proteínas celulares causado por la unión del exceso de azúcar a las proteínas celulares, que causa el envejecimiento.

ALIMENTOS PARA EL ANTIENVEJECIMIENTO

Aunque lo más importante es tener una dieta variada y adecuada para tu cuerpo, hay ciertos alimentos que, por sus propiedades nutricionales, considero que son la base de una nutrición antienvejecimiento. Como regla general, las frutas y verduras con alto contenido de flavonoides y carotenoides —dos antioxidantes potentes de origen vegetal— ayudan a eliminar los radicales libres de la piel y el cuerpo. Una dieta balanceada puede ayudarte a perder peso, vivir más tiempo y sentirte más en forma, pero también puede ayudarte a lucir más joven. ¡Llena tu plato con alimentos que te harán sentir mejor y retrocederán el reloj!

- **Ajo negro:** contiene el doble de antioxidantes del ajo normal y ayuda a contrarrestar los efectos del tiempo en la piel, ya que fortalece y restaura las células. Adquiere este color por su proceso de fermentación y se puede comer crudo. Lo puedes incorporar a tu dieta utilizándolo en vez del ajo regular en la mayoría de las recetas.
- **Jícama:** ayuda a aumentar el colágeno y contiene vitamina C, por lo que puede combatir las patas de gallo y las arrugas.
- **La alcachofa de Jerusalén:** por su alto contenido de hierro, puede ayudar a corregir la apariencia de bolsas debajo de los ojos y hacer que tu rostro luzca más joven.

- **Purslane:** esta hierba contiene muchos ácidos grasos omega-3 que ayudan a reducir el riesgo de enfermedades cardíacas y accidentes cerebrovasculares. Además, es una gran fuente de vitaminas A, B y C. Recomiendo agregarla al yogur o ensaladas.

- **La mantequilla de semillas de girasol:** las semillas de girasol contienen una gran cantidad de ácidos grasos poliinsaturados que ayudan a reducir el colesterol. Úsala en lugar de la mantequilla de maní.

- **El salmón:** es de los pescados que más contienen omega-3, por lo que es un gran alimento para la salud de la piel. Los ácidos grasos del salmón ayudan a producir el aceite que hace que tu piel se vea radiante e hidratada. Intenta comer salmón por lo menos dos veces a la semana.

- **Las papas dulces, los pimientos y las almendras:** estos alimentos son ACE, que quiere decir que contienen las vitaminas A, C y E y antioxidantes que ayudan contra los efectos de los radicales libres.

- **El jugo de noni puro:** el jugo de noni tiene propiedades antiinflamatorias y puede ayudar a combatir la formación de tumores y arrugas. Los alimentos que contienen noni ayudan en la producción de colágeno y tienen muchos antioxidantes.

- **El atún:** gracias a su contenido de omega-3, ayuda en la regeneración celular y combate los daños causados a la piel por el sol. También es una buena fuente de niacina.

- **Las grosellas negras:** contienen un compuesto llamado antocianósido, que ayuda a mejorar la visión. Además, este súper alimento contiene cinco veces la vitamina C de las naranjas, por lo que ayuda a fortalecer el sistema inmune.

- **El germen de trigo:** es rico en zinc y tiene propiedades antiinflamatorias. Es un excelente alimento para la piel, ya que puede ayudar a combatir el acné y producir nuevas células de piel. Pruébalo con ensaladas, yogur o en batidos.

- **La sandía:** es una fuente de licopeno, que protege la piel de los rayos UVA.
- **La espinaca:** es una excelente fuente de vitamina C y ayuda al cuerpo a producir el sebo que necesita el cabello para lucir suave y joven.
- **Las sardinas:** son ricas en ácidos grasos omega-3 y promueven el crecimiento y brillo del cabello, haciendo que luzca joven.
- **La lechuga romana:** contiene mucha vitamina A, que ayuda a revitalizar la piel y estimular la regeneración celular. Intenta agregarla a tus ensaladas o como un acompañamiento en tu cena.
- **Las coles de Bruselas:** son ricas en vitamina C, que ayuda a producir colágeno y a combatir los radicales libres.
- **Las semillas de granada:** ayudan a combatir el daño de los radicales libres y preservan el colágeno en la piel.
- **Los aguacates:** son una de las fuentes más ricas de grasas monoinsaturadas y contienen biotina, que promueve una piel saludable.
- **Arándanos:** son una de las frutas más ricas en antioxidantes que ayudan a combatir los radicales libres y contienen muchos flavonoides. Trata de no tomar coctel de jugo de arándano, ya que contiene demasiada azúcar.
- **Los frijoles:** son ricos en proteínas y promueven el crecimiento y fortalecimiento del cabello.
- **Las zanahorias:** son una excelente fuente de vitamina A, que promueve la salud del cuero cabelludo.
- **Las nueces de Brasil:** contienen selenio, un mineral potente que ayuda a reparar el daño celular y retrasa el proceso

de envejecimiento de la piel. Come dos nueces al día para aprovechar sus efectos de antienvejecimiento.

- **El chocolate negro:** ayuda a frenar el gusto por lo dulce y es rico en flavonoides.
- **El vino tinto:** hecho con la piel oscura y las semillas de uvas es rico en antioxidantes. Si no bebes alcohol, opta por jugo de uva o un suplemento de resveratrol.
- **El bacalao:** contiene selenio, que protege la piel del daño causado por el sol y por el cáncer.
- **El requesón:** es bajo en grasa, contiene proteína y promueve la salud del cabello. No consumas demasiado, ya que contiene niveles altos de sodio.
- **Los pepinos:** son buenos para la piel, ya que la sílice en la cáscara ayuda a reducir las arrugas y aumentar el colágeno. Cuando sea posible, cómpralos sin cera.
- **El quelpo:** contiene vitaminas C y E, que protegen a las grasas en la barrera de humedad de la piel del daño de los radicales libres.
- **Los huevos:** son ricos en hierro y biotina.
- **La guayaba:** contiene vitamina C, que aumenta la producción de colágeno para suavizar la piel. Consume dos tazas por semana para aprovechar sus efectos.
- **Los tomates:** proporcionan licopeno, que ayuda a prevenir enfermedades del corazón, colesterol elevado y cáncer. Cocina los tomates para el máximo efecto antiedad.
- **La carne magra:** contiene mucho hierro, que ayuda a fortalecer las uñas y mejorar su apariencia.
- **Mango:** proporciona 96 por ciento de las necesidades diarias de vitamina C y ayuda a prevenir las enfermedades periodontales.
- **Las lentejas:** son una buena fuente de zinc.
- **La avena:** es rica en fibra soluble, que reduce el colesterol.

No existe una fórmula secreta y universal para una alimentación saludable. Aunque en estas páginas encuentres recomendaciones y toda la información necesaria para tomar las decisiones adecuadas, es súper importante que escuches a tu cuerpo para aprender qué alimentos son mejores para ti.

ASÍ QUE YA SABES...

- La clave para la dieta antienvejecimiento es consumir una gran variedad de alimentos para poder recibir todos los nutrientes necesarios para el funcionamiento de tu cuerpo.
- Es importante consumir los tres principales grupos alimenticios: proteínas, carbohidratos y grasas. Hay que buscar los alimentos más saludables en las porciones adecuadas.
- Aprende a leer las etiquetas e información nutricional de los productos para asegurarte de consumir alimentos sanos.
- Intenta evitar los alimentos que han sido procesados con hormonas, pesticidas o antibióticos. Busca productos orgánicos y naturales.
- Sé consciente de la cantidad de calorías adecuadas para tu cuerpo. En el apéndice (página 215) puedes revisar el contenido calórico de los alimentos más comunes.

3

ENCUENTRA TU PLAN DE ALIMENTACIÓN

> Yo recomiendo encontrar el plan de alimentación
> que te funcione mejor. Por ejemplo, yo como cinco
> veces al día, porque me permite no tener hambre y
> atascarme en algún momento. Además,
> no como harinas, saqué los azúcares de mi vida
> y trato de incluir mucha proteína en mi dieta.
> —JUAN SOLER, actor

No todos los cuerpos son iguales, y cada uno tiene necesidades diferentes. Es por eso que en este capítulo te doy la información necesaria y algunas recomendaciones para que encuentres específicamente la dieta ideal para ti. Ya hemos revisado la importancia de consumir una gran variedad de alimentos e incluir los tres grupos esenciales en nuestra dieta. Ahora, revisaremos algunas maneras en las que puedes adaptar tu plan de alimentación aún más a las necesidades específicas de tu cuerpo. ¡Recuerda que lo importante es encontrar el plan más adecuado para tu cuerpo! Este será el que te haga sentir con más energía y vigor.

LA NUTRICIÓN SEGÚN TU TIPO METABÓLICO

Existen tres tipos principales de cuerpo metabólico según la composición del mismo: ectomorfo, mesomorfo y endomorfo. Varios estudios han demostrado que los diferentes tipos de cuerpo tienen necesidades alimentarias distintas y obtienen beneficios al disminuir el consumo de ciertos alimentos y preferir otros. Muchas personas son una combinación de dos tipos de cuerpo, así que no te preocupes por ajustarte a uno en particular, elige los consejos que más resuenen con tu cuerpo. ¡Todo se trata de aprender cómo sacar lo mejor de tu composición genética!

Ectomorfo

Los ectomorfos suelen ser delgados, con articulaciones pequeñas y una constitución ligera: piensa en esa amiga flaca que parece comer de todo sin engordar. Son de esqueleto estrecho y tienen un metabolismo rápido, lo que significa que a menudo pueden comer en exceso sin subir mucho de peso. Si caes bajo este tipo de metabolismo y buscas mantener un peso saludable mientras te fortaleces, es importante que incluyas suficiente proteína en tu dieta. Las personas de tipo ectomorfo suelen tener el cuerpo delgado, pecho plano, hombros pequeños, poco músculo y el metabolismo acelerado, y les cuesta trabajo subir de peso.

- Se recomienda ingerir comidas más pequeñas con más frecuencia: por ejemplo, seis comidas pequeñas distribuidas a lo largo del día, en lugar de tres comidas grandes.
- Incorporar entrenamientos de fuerza en tu rutina de ejercicio.
- Comer una cantidad mayor de carbohidratos complejos, especialmente después del ejercicio.

Mesomorfo

Los mesomorfos se caracterizan por tener una constitución atlética media y por aumentar músculo y grasa fácilmente. Si eres mesomorfo, ¡debes tener cuidado de no comer en exceso! Muchos mesomorfos tienden a hacerlo, porque dan por sentado que su cuerpo es naturalmente atlético. Suelen tener una estructura corporal mediana, músculos fuertes y hombros anchos, y llevar la grasa corporal adicional en la parte inferior del cuerpo.

- Los mesomorfos deben tratar de incluir cardio y entrenamiento de fuerza en sus rutinas de ejercicio.
- Consumir una combinación saludable de carbohidratos complejos, proteínas y grasas.
- Incluir una buena fuente de proteínas en cada comida.
- Controlar la cantidad de carbohidratos para mantener un peso saludable.

Endomorfo

Los endomorfos tienen una estructura ósea más grande y más grasa corporal en general. Los endomorfos generalmente tienen brazos y piernas más gruesos, con un cuerpo redondo y articulaciones y huesos grandes. Por lo general, tienen los músculos de las piernas fuertes y los de la parte superior del cuerpo más débiles. A muchos endomorfos les cuesta bajar de peso, ¡pero no es imposible!

- Los endomorfos deben limitar los carbohidratos cuando sea posible, excepto los vegetales, el arroz integral y la avena.
- Asegurarse de consumir suficiente fibra todos los días para evitar comer en exceso.
- Muchos endomorfos tienen mucho éxito en la pérdida de peso con una dieta paleocéntrica.

NUTRICIÓN SEGÚN TU GRUPO SANGUÍNEO

Otra teoría de cómo encontrar una dieta óptima para tu cuerpo es basarte en tu grupo sanguíneo. Según el naturópata Peter J. D'Adamo, que creó la dieta del grupo sanguíneo (O, A, B o AB), planteó que los alimentos que consumimos reaccionan químicamente con nuestra sangre. Aunque se necesitan más investigaciones para afirmar que esta dieta es la mejor arma antienvejecimiento, vale la pena tomar en cuenta la sugerencia de optar por un esquema dietético más personalizado y basado en nuestra composicion genética. Así, si sigues una dieta diseñada específicamente para tu tipo de sangre, es posible que tu cuerpo digerirá los alimentos de manera más eficiente: bajarás de peso, tendrás más energía y te ayudará a prevenir enfermedades.

Esto es lo que D'Adamo recomienda para cada grupo sanguíneo:

Grupo sanguíneo O
Las personas con este tipo deben buscar una dieta rica en proteínas, consumiendo más carnes magras, pollo, pescado y verduras, mientras disminuyen su consumo de granos, frijoles y productos lácteos. D'Adamo también recomienda varios suplementos para ayudar con los problemas estomacales.

Grupo sanguíneo A
Las personas con sangre tipo A deben optar por una dieta vegetariana basada en frutas y verduras, frijoles, legumbres y granos enteros, idealmente orgánicos y frescos. Las personas con sangre tipo A tienen un sistema inmunológico sensible, por lo que deben buscar los nutrientes necesarios para fortalecerlo.

Grupo sanguíneo B

Las personas con este tipo de sangre deben evitar el maíz, el trigo, el trigo sarraceno, las lentejas, los tomates, el maní, las semillas de sésamo y el pollo. Deben consumir muchos vegetales verdes, huevos, carnes magras y productos lácteos bajos en grasa.

Grupo sanguíneo AB

Las personas con sangre tipo AB deben basar su dieta en tofu, mariscos, lácteos y vegetales verdes. Tienden a tener ácido estomacal bajo, por lo que deben evitar la cafeína, el alcohol y las carnes ahumadas o curadas.

EL AYUNO INTERMITENTE

Seguro has oído hablar del ayuno intermitente, o *intermittent fasting,* en inglés. Actualmente es una de las tendencias de salud y acondicionamiento físico más populares. Las personas lo utilizan para bajar de peso, mejorar su salud y simplificar sus estilos de vida, ya que muchos estudios demuestran que puede tener un gran impacto en tu cuerpo y cerebro, y que incluso puede ayudarte a vivir más tiempo. ¿Pero qué quiere decir ayuno intermitente, y cómo funciona?

El ayuno intermitente es un patrón de alimentación en el que se ayuna regularmente por períodos determinados de tiempo, normalmente más de 16 horas. No especifica qué alimentos consumir, sino los horarios en los que debes hacerlo. Por esto, es compatible con muchos otros planes de alimentación. Esto puede ir en contra de algunas otras tendencias de bienestar físico que han sido populares, como la idea de que debemos comer en cantidades pequeñas con más frecuencia a lo largo del día. Antes de que pienses que te vas a morir de hambre si no comes por 14 horas o más, considera que tu cuerpo siempre ha tenido esta habilidad. El ayuno ha sido una práctica a lo largo de la evolución humana. Por ejemplo, los cazadores-recolectores no siempre tenían acceso a alimentos, y a veces pasaban mucho tiempo sin probar bocado. Tu cuerpo también puede funcionar sin las tres o cuatro comidas al día a las que está acostumbrado.

Métodos de ayuno intermitente

Hay varios métodos para el ayuno intermitente. Básicamente, todos consisten en dividir el día o la semana entre períodos de ayuno, en los que no se consumen alimentos, y períodos de comida. Estos son los métodos más populares:

- **El método 16/8:** también llamado el protocolo Leangains, implica restringir el período de comidas diarias a ocho horas, luego ayunar durante 16 horas.
- **El método come-para-come:** este método consiste en ayunar durante 24 horas, una o dos veces por semana: por ejemplo, no comer desde la cena un día hasta la cena del día siguiente, dos días de la semana, y el resto comer normalmente.
- **El método 5:2:** este método consiste en consumir solo de 500 a 600 calorías en dos días no consecutivos de la semana (por ejemplo, martes y jueves), y los otros cinco días comer normalmente.

Como estás reduciendo tu ingesta de calorías, cualesquiera de estos métodos debería ser efectivo para bajar de peso, pero es importante asegurarte de que no estás comiendo excesivamente durante los períodos de alimentación. Encuentra el método que sea más sencillo para ti y se adapte a tu estilo de vida.

¿Qué efecto tiene el ayuno en tus células y hormonas?

Además de reducir tu consumo de calorías, el ayuno tiene varios efectos en tu cuerpo en el ámbito celular y molecular. Estos son algunos de los cambios que suceden en tu cuerpo cuando ayunas:

- **Hormona del crecimiento humano** (HGH, por sus siglas en inglés): los niveles de la hormona del crecimiento aumentan hasta cinco veces. Esto te ayuda a quemar grasa y aumentar masa muscular.
- **Insulina:** la sensibilidad a la insulina mejora y los niveles de insulina disminuyen drásticamente. Esto hace que la grasa corporal sea más accesible y tu cuerpo la consuma como fuente de energía.
- **Reparación celular:** en ayunas, tus células inician procesos de reparación celular como la autofagia, en la que las células digieren y eliminan las proteínas viejas y disfuncionales.
- **Expresión génica:** hay cambios en la función de los genes relacionados con la longevidad y la protección contra las enfermedades.

¿Cuáles son los beneficios del ayuno intermitente?

Los principales beneficios del ayuno intermitente se relacionan con la pérdida de peso y la disminución de la grasa corporal. Algunos estudios también indican que puede ayudarte a vivir más tiempo. Algunos de los beneficios son:

- **Pérdida de peso:** puede ayudarte a perder peso y grasa abdominal sin tener que restringir conscientemente las calorías.
- **Resistencia a la insulina:** puede reducir la resistencia a la insulina, así como disminuir los niveles de azúcar en la sangre entre tres y seis por ciento y los niveles de insulina en

ayunas entre 20 y 31 por ciento. Esto puede ayudar a combatir la diabetes tipo 2.

- **Inflamación:** tiene efectos antiinflamatorios, y esto ayuda a combatir muchas enfermedades crónicas.
- **Salud del corazón:** puede reducir el colesterol, los triglicéridos en la sangre, la inflamación, el azúcar en la sangre y la resistencia a la insulina. Todo esto contribuye a un corazón saludable.
- **Cáncer:** los estudios en animales sugieren que el ayuno intermitente puede prevenir el cáncer.
- **Salud del cerebro:** aumenta la hormona cerebral BDNF y puede ayudar al crecimiento de nuevas células nerviosas. También puede proteger contra el mal de Alzheimer.
- **Antiedad:** puede prolongar la vida. Algunos estudios realizados en ratas demostraron que las ratas en ayunas vivían entre 36 y 83 por ciento más.

¿Cuáles son los efectos secundarios?

El efecto secundario principal del ayuno intermitente es el hambre, pero también es posible que te sientas débil y cansado. Por lo general, estos efectos son temporales y son el resultado natural de la adaptación del cuerpo a un nuevo horario de comidas. Sin embargo, si tienes cualquier tipo de trastorno médico, es importante que consultes a un médico antes de intentar el ayuno intermitente, especialmente si tienes problemas cardiovasculares, estás tomando algún medicamento, tienes antecedentes de trastornos de alimentación o si eres una mujer que está tratando de concebir, o está embarazada o lactando.

Dicho esto, el ayuno intermitente no presenta mayores riesgos para tu salud, ya que tu cuerpo puede funcionar perfectamente sin comer por un tiempo prolongado, siempre y cuando tengas una buena alimentación. Si quieres comenzar a practicar el ayuno intermitente, hazlo gradualmente y escucha a tu cuerpo, y encuentra el método que sea mejor para ti.

OTROS PATRONES DE ALIMENTACIÓN ASOCIADOS CON SALUD Y LONGEVIDAD

Además de las recomendaciones que he dado hasta ahora, existen ciertos patrones de alimentación de distintas culturas y lugares del mundo que están asociados con la salud y la longevidad. Entre ellos encontramos el patrón mediterráneo, el patrón vegetariano y el patrón cetogénico. Cada uno promueve un tipo de alimentación basada en el consumo alto de ciertos alimentos, pero el consumo bajo o la restricción total de otros. Busca un patrón de alimentación que te haga sentir bien y se adapte a tu estilo de vida.

Patrón mediterráneo

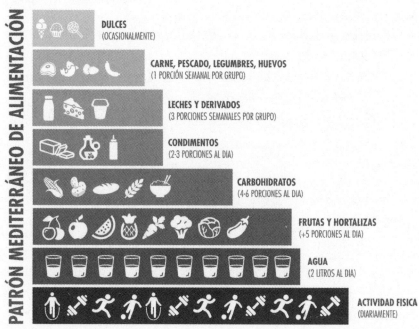

PATRÓN MEDITERRÁNEO DE ALIMENTACIÓN

DULCES
(OCASIONALMENTE)

CARNE, PESCADO, LEGUMBRES, HUEVOS
(1 PORCIÓN SEMANAL POR GRUPO)

LECHES Y DERIVADOS
(3 PORCIONES SEMANALES POR GRUPO)

CONDIMENTOS
(2-3 PORCIONES AL DIA)

CARBOHIDRATOS
(4-6 PORCIONES AL DIA)

FRUTAS Y HORTALIZAS
(+5 PORCIONES AL DIA)

AGUA
(2 LITROS AL DIA)

ACTIVIDAD FISICA
(DIARIAMENTE)

El patrón mediterráneo se llama así porque sigue las tradiciones gastronómicas de las culturas alrededor del mar Mediterráneo. El patrón mediterráneo difiere, por ejemplo, del estadounidense en las cantidades recomendadas de algunos grupos de alimentos. Este patrón recomienda el consumo alto de frutas y verduras, grasas buenas y mariscos, pero limita los lácteos y el azúcar. Para seguir este patrón, identifica tu grado de calorías apropiado según tu edad y actividad física, y elige una variedad de alimentos de cada grupo recomendado.

- **Frutas y verduras:** se recomienda consumir más de cinco porciones al día.
- **Carbohidratos:** se recomienda consumir entre cuatro y seis al día. Opta por granos y harinas integrales para sentirte más satisfecho.
- **Grasas:** se recomiendan de dos a tres porciones al día. Opta por grasas insaturadas, como el aceite de oliva y las nueces y semillas.
- **Leche y derivados:** se recomiendan tres porciones a la semana.
- **Carne, pescado, legumbres y huevos:** se recomienda una o dos porciones de cada uno por semana.
- **Dulces y azúcar:** solo ocasionalmente.

Patrón vegetariano

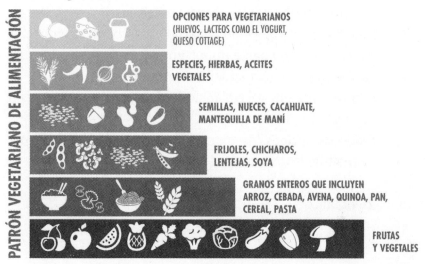

PATRÓN VEGETARIANO DE ALIMENTACIÓN

- OPCIONES PARA VEGETARIANOS (HUEVOS, LACTEOS COMO EL YOGURT, QUESO COTTAGE)
- ESPECIES, HIERBAS, ACEITES VEGETALES
- SEMILLAS, NUECES, CACAHUATE, MANTEQUILLA DE MANÍ
- FRIJOLES, CHICHAROS, LENTEJAS, SOYA
- GRANOS ENTEROS QUE INCLUYEN ARROZ, CEBADA, AVENA, QUINOA, PAN, CEREAL, PASTA
- FRUTAS Y VEGETALES

Hay diferentes razones por las que las personas escogen seguir un patrón vegetariano de alimentación: éticas, religiosas y cuestiones de salud, entre otras. Muchos estudios demuestran que una dieta vegetariana ayuda a combatir la vejez. Entre las opciones de alimentos dentro de este patrón figuran productos de soja (especialmente el tofu y otros productos procesados de soja), legumbres, nueces, semillas y granos enteros. Se eliminan por completo carnes, aves y mariscos. Algunos también incluyen lácteos y huevos, mientras otros optan por un patrón vegano, eliminando todos los productos animales, y en vez ellos utilizan sustitutos de lácteos, como la leche de soja, almendra u otros sustitutos vegetales.

Para seguir este patrón, identifica el nivel de calorías apropiado y elige una variedad de alimentos de cada grupo propuesto:

- **Frutas y verduras:** es la base de la alimentación vegetariana. Trata de consumir una gran variedad para recibir todos los nutrientes y vitaminas necesarios.

- **Granos:** incluye pan, pasta, arroz, quinoa, avena, cereales, etc. Opta por harinas y granos integrales.
- **Legumbres:** incluye lentejas, frijoles, garbanzos, chícharos y otros. Son una parte importante de la dieta vegetariana, ya que son una buena fuente de proteína.
- **Grasas:** opta por grasas insaturadas, como aceite vegetal, aguacate y nueces.
- **Productos lácteos:** de manera opcional, también son una buena fuente de proteína.

Patrón cetogénico

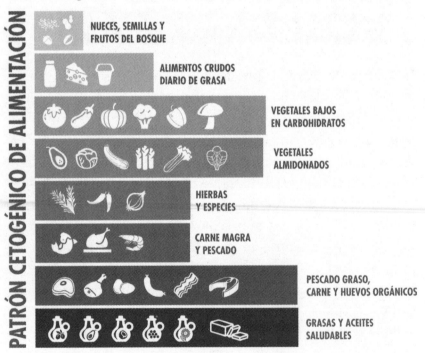

La dieta cetogénica, o *keto*, actualmente es una de las más populares. Esta dieta, que consiste en un consumo muy bajo de carbohidratos, moderada en proteína y alta en grasas, puede tener un impacto enorme en la pérdida de peso y la disminución de grasa corporal, además de aumentar los grados de energía. Este patrón consiste en reducir los carbohidratos lo suficiente para que el cuerpo entre en un estado de cetosis, lo que significa que tu cuerpo produce moléculas llamadas cetonas, que hacen que tu cuerpo obtenga su energía principalmente de la grasa. Si quieres adoptar este patrón, es importante asegurarte de recibir suficientes calorías provenientes de los grupos alimenticios recomendados. Es normal pasar por un período de ajuste en el que tal vez sientas mucha hambre y tus niveles de energía bajen considerablemente. Sin embargo, esto es temporal, y muchos estudios reportan grandes resultados en la dieta cetogénica.

Estas son las recomendaciones para seguir este patrón de alimentación:

- Reduce el consumo de carbohidratos lo más posible; solo alrededor de 10 por ciento del consumo total de alimentos debe provenir de carbohidratos; come proteína con moderación, entre 15 y 2 por ciento; y come una gran cantidad de grasas, 70 por ciento o más.
- Para reducir la ingesta de carbohidratos, trata de evitar por completo las harinas y granos y consumir la ración de carbohidratos a través de las verduras. Opta por verduras que crecen encima de la tierra, como el brócoli, las de hojas verdes, calabaza, berenjena, tomate, espárrago, coliflor, etcétera.
- Consume una cantidad adecuada de proteínas a través de carne roja, pollo, pescado, mariscos o carnes frías. En este patrón no es tan importante buscar carnes bajas en grasa, ya que la grasa será tu fuente principal de energía.
- Consume suficiente grasa proveniente de carnes, nueces, mantequilla y aceites vegetales.

Los patrones alimenticios son un buen punto de partida para encontrar el estilo de vida que te haga sentir mejor. Asegúrate de comer alimentos que te hagan sentir satisfecho y te den energía todo el día. También recuerda que, aunque debemos cuidar la alimentación, es importante darnos un gusto de vez en cuando. Si te encantan los pasteles, permítete comer un trozo ocasionalmente. ¡Es importante disfrutar de nuestros alimentos!

ASÍ QUE YA SABES...

- Existen diferentes patrones de alimentación que se basan en distintas características.
- Busca el patrón de alimentación que más te guste, te haga sentir mejor y se adapte a tu estilo de vida.
- Puedes combinar dos o más de los patrones o dietas que se encuentran en este capítulo.
- Recuerda siempre consumir una gran variedad de alimentos en las cantidades adecuadas para recibir los nutrientes necesarios para combatir la vejez.

4

BEBIDAS ANTIENVEJECIMIENTO

Súper importante: ¡el jugo verde!
Si tomas un jugo verde todos los días,
verás una diferencia increíble en tu piel.
A mí no me falta mi jugo verde.
—GABY ESPINO, actriz y presentadora

Una parte fundamental de nuestra alimentación, pero que muchas veces ignoramos, son las bebidas que consumimos. Las bebidas pueden hidratarnos y aportar algunos nutrientes importantes, pero algunas también pueden agregar mucha azúcar a nuestra alimentación y causar problemas de salud. En un plan de antienvejecimiento nuestra bebida principal siempre debe ser el agua, ya que es indispensable para el cuerpo y tiene muchísimos beneficios para la salud. En este capítulo te hablaré sobre las mejores bebidas para el antienvejecimiento, así como cuáles debes evitar.

CONSUMO DE AGUA

Aunque no lo creas, una de las soluciones más fáciles a casi cualquier problema de salud es ¡la hidratación! La mayoría de las personas no toman suficiente agua. Recuerda que el cuerpo humano es aproximadamente 70 por ciento agua, y nuestro cerebro alrededor de 89 por ciento. El agua es el verdadero elixir de vida, ya que regula todas las funciones del cuerpo. Algunas de las funciones del agua son:

- Ayuda a la sangre a circular el oxígeno a los músculos.
- Facilita la entrega de nutrientes en el cuerpo.
- Ayuda a desintoxicar el cuerpo.
- Ayuda a mantener la buena circulación de la sangre.
- Nos ayuda a sentirnos saciados y a metabolizar la grasa, o sea, ¡nos ayuda a bajar de peso!
- Eleva nuestros niveles de energía.

¿Cuánta agua debes beber?

La cantidad de agua que debes beber varía según tu edad y peso, además de tu actividad física y el clima en el que vives. Por ejemplo, cuando hace mucho calor o sudamos mucho, tenemos que compensar la pérdida de líquido en el cuerpo. También hay otras consideraciones que debemos tener en cuenta, como la cantidad de agua en los alimentos como leche, frutas y vegetales, o los efectos de las bebidas endulzadas.

Según el Instituto de Medicina de EE.UU., las cantidades generalmente recomendadas para el consumo diario de agua son:

- Para hombres adultos: 3.7 litros (125 onzas).
- Para mujeres adultas: 2.7 litros (91 onzas).

Esto abarca el consumo a través de las bebidas y los alimentos: alrededor de 80 por ciento debe provenir de las bebidas, mientras que el 20 por ciento que sobra debe provenir de los alimentos. Aunque estas recomendaciones sirven para darnos una idea general de la cantidad de agua que debes consumir, ¡recuerda que cada cuerpo es diferente! Ajusta esta cantidad según tu nivel de actividad física y si consumes muchos alimentos o bebidas diuréticas, que también pueden ser una causa de deshidratación.

Aquí están mis consejos para asegurarte de que estás consumiendo suficiente agua:

- Bebe agua cuando tengas sed.
- Bebe más cuando hace calor y sudas mucho por el ejercicio.
- Si trabajas en un escritorio, bebe agua durante todo el día.
- Bebe agua de recipientes de vidrio y trata de evitar las botellas de plástico, ya que están hechas de productos químicos que pueden afectar la calidad del agua.
- Para mejorar la digestión, bebe agua del tiempo o caliente durante la comida. Evita tomar agua fría.
- Come frutas y verduras con alto contenido de agua, como el pepino, la lechuga, el apio y la toronja. Esto también te aportará vitaminas y nutrientes importantes.

CAFÉ

Una de las bebidas más populares en el mundo es el café. ¡A mí me encanta disfrutar de mi café todas las mañanas! Muchos toman café porque los ayuda a sentirse con energía para empezar el día, pero además el café tiene muchísimos beneficios para el antienvejecimiento porque contiene cafeína y antioxidantes:

- Ayuda a la regeneración celular.
- Puede combatir la celulitis.
- Ayuda al metabolismo.
- Aumenta tu energía.

Sin embargo, todo en exceso es malo, y tomar demasiado café, así como ciertas preparaciones, pueden ser contraproducentes para la salud. Estas son mis recomendaciones para el consumo de café:

- Trata de tomar solo una o dos tazas al día, ya que tomar más puede causarte dificultades para dormir, ansiedad e hiperactividad.
- Intenta tomar tu café negro o con un poco de leche. En la medida de lo posible, reduce la cantidad de azúcar que echas a tu café.

TÉ E INFUSIONES

Los tés y las infusiones pueden ser una buena fuente de antioxidantes, además de tener propiedades que ayudan a la digestión, desinflamación y la pérdida de peso. Además, pueden ser una buena alternativa para quienes no disfrutan del café o los efectos de la cafeína. Todos los siguientes tés provienen de la misma planta, y su categorización depende del proceso por el que pasan las hojas:

- **Té verde:** el té verde tiene la mayor cantidad de antioxidantes, y algunos estudios demuestran que puede ayudar a combatir el cáncer, así como regular los niveles de colesterol y ayudar a quemar grasa.

- **Té negro:** este té tiene la mayor cantidad de cafeína. Puede ayudar a proteger los pulmones y reducir la probabilidad de derrames.
- **Té blanco:** sus propiedades pueden ayudar a combatir el cáncer.

Las infusiones se hacen con hierbas o plantas que pueden tener diferentes propiedades y efectos en el cuerpo. Algunas de las infusiones más recomendadas para el antienvejecimiento son:

- **Manzanilla:** tiene propiedades relajantes, por lo que puede ayudarnos a dormir mejor.
- **Equinácea:** ayuda a combatir enfermedades como gripe y a subir las defensas inmunológicas.
- **Jengibre:** ayuda a calmar las náuseas, estimular la digestión y quemar grasas.
- **Menta:** tiene propiedades antioxidantes y ayuda a la digestión.

JUGO VERDE

Consumir jugos puede contribuir a un plan de antienvejecimiento, ya que pueden ser una gran fuente de vitaminas y nutrientes. ¡Pero ten cuidado! Muchos de los jugos que encuentras en la tienda o el supermercado contienen mucha azúcar. En realidad, solo los jugos verdes, o de verduras, traen beneficios para tu cuerpo y tu piel y tienen el efecto antienvejecimiento que buscamos. Evita los jugos de fruta, ya que estos aportan demasiada azúcar. Estas son mis recomendaciones para asegurarte de escoger los jugos más sanos:

- Evita los jugos empaquetados. Aunque digan "100% naturales", casi siempre tienen conservantes y saborizantes agregados que no aportan nada a tu nutrición y bienestar.
- Opta por jugos *cold-pressed* o frescos, y busca recetas que contengan más verduras que frutas. Los jugos de fruta agregan demasiada azúcar que tu cuerpo no necesita.
- Los mejores ingredientes para tus jugos son: pepino, apio, zanahoria, hojas verdes (espinacas, lechuga, col rizada), jengibre y frutas cítricas en cantidades pequeñas, como manzana o piña.

LECHES Y SUSTITUTOS

La leche de vaca puede ser una buena fuente de calcio, que es necesario para el funcionamiento óptimo del cuerpo. Sin embargo, muchas personas tienen algún nivel de intolerancia a la lactosa. Si eres una de ellas, puedes optar por leche deslactosada o buscar sustitutos vegetales, por ejemplo: leche de almendra, de soja o de coco. Asegúrate de que las bebidas que compres no tengan azúcar añadida.

REFRESCOS Y BEBIDAS ENDULZADAS

Los refrescos o bebidas endulzadas con azúcar, el jarabe de maíz con alto contenido de fructosa y otros ingredientes que tu cuerpo no necesita agregan calorías innecesarias a tu dieta, y aportan poco o nada de nutrientes. Consumir este tipo de bebidas regularmente puede contribuir a problemas del metabolismo, diabetes, obesidad y muchos otros. Si eres de esas personas que les encanta tomarse su refresco todos los días, trata de disminuir tu consumo gradualmente, a una o dos veces por semana, para finalmente eliminarlo por completo. Si de plano necesitas quitarte el antojo, busca opciones reducidas en azúcar o endulzadas con splenda o estevia.

ALCOHOL

El alcohol no es una bebida ideal en un régimen de antienvejecimiento, porque es un diurético que causa deshidratación del cuerpo y la piel. Además, como tu cuerpo está ocupado en purificar tu sangre del alcohol, deja de cumplir otras funciones. En muchas instancias, las bebidas con alcohol que tomamos tienen mucha azúcar agregada a través de refrescos, jugos y jarabes. Sin embargo, algunos estudios demuestran que tomar vino tinto con moderación puede frenar las señales del envejecimiento. Trata de evitar el alcohol en la medida posible, pero si vas a tomar, ten en cuenta lo siguiente:

- Consume una sola copa de vino tinto al día para disfrutar de sus beneficios antioxidantes.
- Si vas a beber licor, opta por mezclarlo con agua mineral y evitar bebidas azucaradas como el refresco, la tónica, los jarabes y los jugos.
- Cuando consumas alcohol, asegúrate de contrarrestar la deshidratación tomando un vaso entero de agua por cada copa.

Muchas personas pasan por alto las bebidas y solo se enfocan en los alimentos. Pero nuestras bebidas pueden aportar muchos nutrientes o, si no tenemos cuidado, mucha azúcar y calorías a nuestra dieta. Ser conscientes de lo que bebemos es importante para la nutrición.

ASÍ QUE YA SABES...

- El agua es la bebida más importante en un programa de antienvejecimiento. ¡Asegúrate de tomar suficiente!
- El café tiene muchos beneficios antioxidantes y de antienvejecimiento, pero asegúrate de tomarlo en cantidades moderadas y sin agregarle azúcar.
- Evita los jugos de fruta empaquetados y busca jugos frescos de verdura. ¡Esto te aportará muchísimos nutrientes!
- Evita los refrescos y bebidas con azúcar añadida. ¡No aportan nada a tu cuerpo!
- Intenta evitar el alcohol, excepto una copa de vino tinto ocasionalmente. Si vas a tomar, opta por bebidas sin refresco, jugo, jarabe u otros ingredientes azucarados.

5

SUPLEMENTACIÓN ALIMENTICIA

> Yo creo fielmente en utilizar lo que la madre
> naturaleza nos ofrece. Creo que suplementos
> herbales como las tinturas madre pueden ser
> la respuesta a muchos problemas de salud.
> —OLGA TAÑÓN, cantante

Una de las preguntas que me hacen mis pacientes con mayor frecuencia es sobre los suplementos alimenticios. Todos los hemos visto o hemos oído hablar de ellos en algún momento, y probablemente alguna vez hayas tomado por lo menos un suplemento. ¿Pero sabes qué son los suplementos y para qué sirven? La oferta actual de suplementos es enorme y vienen en todo tipo de presentación: en pastillas, cápsulas, aditivos para los alimentos, bebidas y más. Básicamente, estos productos sirven para agregar nutrientes o minerales que el cuerpo necesita y no está recibiendo a través de los alimentos. Pero antes de empezar a tomar paquetes de multivitamínicos y otros suplementos, recuerda que cada cuerpo es diferente y no todos necesitan lo mismo. En este capítulo te daré toda la información necesaria sobre los suplementos para que sepas cuáles debes integrar a tu rutina antienvejecimiento.

¿QUÉ SON LOS SUPLEMENTOS ALIMENTICIOS?

¿Sabías que, por ejemplo, la producción natural de vitamina D a través de la exposición solar no siempre es suficiente? Muchos vivimos con deficiencias de ciertas vitaminas y minerales que nuestro cuerpo necesita para su funcionamiento óptimo, y ahí es cuando los suplementos nos pueden ayudar. A medida que envejecemos, nuestros cuerpos se vuelven cada vez menos capaces de producir y absorber todos los nutrientes que necesitamos. Los suplementos alimenticios son concentrados de estos nutrientes o minerales que vienen en diferentes presentaciones y son una manera fácil de combatir la deficiencia de cualquier nutriente y mineral, así como agregar algún nutriente para combatir algo en específico. No se trata de agregar un sinfín de minerales y vitaminas, sino encontrar específicamente lo que necesita tu cuerpo.

Los suplementos suelen ser de tres tipos, aunque algunos multivitamínicos pueden integrar dos o más de estas categorías:

- **Vitaminas:** las vitaminas son componentes orgánicos y nutrientes que se encuentran en los alimentos y que son esenciales para los procesos y sistemas del cuerpo, como el metabolismo y la circulación. Existen 13 tipos de vitaminas; cada una tiene un papel diferente en el cuerpo y se necesita en diferentes cantidades. Las vitaminas se pueden descomponer a través del calor, aire o ácido, por lo que a veces es más difícil que el cuerpo las absorba.
- **Minerales:** los minerales son componentes inorgánicos, por lo que mantienen su estructura química y es más fácil que el cuerpo los absorba a través de la comida y el agua.
- **Suplementos herbales:** estas pastillas son maneras de integrar algunos remedios herbales a tu alimentación. Son cápsulas naturales que contienen un concentrado de alguna

planta. Actualmente, algunos de los más populares son las cápsulas de ajo y de cúrcuma.

¿Cuándo debo integrar suplementos a mi plan de alimentación?

En mi opinión profesional, las pastillas "milagro" que pretenden solucionar todos los problemas del cuerpo son un desperdicio de dinero. Sin embargo, algunas deficiencias pueden ser peligrosas y es importante combatirlas. Especialmente con el avance de la edad, el cuerpo deja de producir o absorber algunas de las vitaminas y minerales esenciales para la salud. Para saber si necesitas un suplemento, te recomiendo:

- **Hazte exámenes de sangre,** ya que estos te señalarán si tienes alguna deficiencia.
- **Consulta a tu médico.** Esto es importante especialmente si estás tomando cualquier tipo de medicamento, ya que algunas vitaminas o suplementos pueden afectar los resultados del tratamiento.

Lo ideal sería que recibieras todos los nutrientes y minerales necesarios a través de la alimentación. Puedes lograrlo con una dieta balanceada y variada que integre todo tipo de frutas y verduras. Sin embargo, los suplementos pueden ser una parte esencial del régimen de antienvejecimiento, ya que pueden contribuir a la salud ósea y cardiovascular, la apariencia de la piel y a combatir los efectos de los radicales libres en el cuerpo.

¿Existen riesgos en la suplementación?

Es importante que sepas que los suplementos dietéticos no están regulados de la misma manera que los medicamentos, como los antibióticos. Por ejemplo, en Estados Unidos la Administración de Alimentos y Medicamentos (FDA, por sus siglas en inglés) se encarga de verificar la calidad y seguridad de los alimentos y medicamentos. Sin embargo, no regula los suplementos alimenticios antes de que salgan a la venta. Por eso, es importante que te asegures de comprar suplementos de buena calidad. Existen algunos grupos, como la Farmacopea de los Estados Unidos, NSF International, ConsumerLab.com y la Asociación de Productos Naturales, que otorgan "sellos de aprobación" que garantizan que los productos se elaboran con buenos procedimientos de fabricación, contengan los ingredientes que se mencionan en la etiqueta y no tengan ingredientes nocivos.

SUPLEMENTOS PARA EL ANTIENVEJECIMIENTO

Una rutina de antienvejecimiento debe incluir todos los minerales y nutrientes necesarios para el funcionamiento óptimo de tu cuerpo. Esto te permitirá combatir las señales de la vejez para que puedas lucir lo mejor posible y sentirte con la energía de la juventud. Estos son algunos de los suplementos y vitaminas que te ayudan con problemas y síntomas específicos de la vejez:

Suplementos antioxidantes

Uno de los beneficios más grandes que podemos obtener de los suplementos alimenticios son los que tienen propiedades antioxidantes. Esto quiere decir que ayudan a combatir los efectos de los radicales libres, como el desarrollo de cáncer y enfermedades cardiovasculares, así como el daño en las células, que puede resultar en que la piel se vea menos joven. Algunos de los principales suplementos antioxidantes son:

- **Vitamina C:** se encuentra principalmente en las frutas cítricas, como la naranja, el limón y la toronja. La dosis diaria recomendada es de 90 mg para hombres y 75 mg para mujeres.

- **Vitamina E:** se encuentra principalmente en los aceites vegetales, como el aceite de oliva, y las nueces y semillas. La dosis diaria recomendada es de 15 mg.
- **Selenio:** es un mineral que se encuentra en varias comidas. La cantidad de selenio en los alimentos vegetales depende de la cantidad de selenio que había en la tierra en la que crecieron, y en los productos animales depende de la alimentación del animal. La cantidad diaria recomendada es de 55 mg.
- **Carotenos:** el caroteno es un pigmento que se encuentra en ciertas frutas y verduras, como la zanahoria, el brócoli y el camote. Existen diferentes tipos, pero el suplemento más común es el betacaroteno. Los carotenos también ayudan a mejorar la visión. La cantidad diaria recomendada es 900 microgramos (µg) para hombres adultos y 700 µg para mujeres adultas.

Suplementos para la función cognitiva

Algunos estudios sugieren que ciertos suplementos pueden ayudar al funcionamiento cognitivo y prevenir enfermedades y trastornos como la pérdida de memoria, el Alzheimer y la demencia. Sin embargo, hay algunos médicos y profesionales de la salud que niegan la efectividad de estos suplementos, y siempre debemos consultar a un médico antes de empezar a tomar cualquier suplemento. Algunas de las vitaminas y minerales relacionados con el funcionamiento cognitivo son:

- **Cúrcuma:** este suplemento herbal ayuda a combatir la inflamación del cerebro.

- **Reservatrol:** es un nutriente que se encuentra en la piel de las uvas, moras y fresas, y también ayuda a combatir la inflamación.
- **Fosfolípidos:** los fosfolípidos son sustancias presentes en las membranas de las células. Se encuentran en la mayoría de los alimentos, aunque en cantidades pequeñas. El suplemento ayuda a proteger el hipocampo, la parte del cerebro que se asocia con el aprendizaje y la memoria.
- **Magnesio:** el magnesio es un mineral que se encuentra en las legumbres, nueces y semillas, así como en algunas hojas verdes, como la espinaca. El magnesio ayuda al funcionamiento del cerebro. La cantidad diaria recomendada es de 400 a 420 mg para hombres y de 310 a 320 mg para mujeres.
- **Omega-3:** el omega-3 es un ácido graso que se encuentra principalmente en el pescado, pero también lo puedes obtener de nueces y semillas. La cantidad diaria recomendada es de 1.6 g para hombres y 1.1 g para mujeres.

Suplementos para la piel, uñas y cabello

Uno de los factores físicos que más delatan la vejez son la piel, las uñas y el pelo. Hay muchos suplementos que te pueden ayudar a mantener tu piel joven y radiante y tus uñas y cabello sanos.

- **Colágeno:** el colágeno es una de las proteínas que se encuentran en tu cuerpo y ayuda a combatir las señales de la edad en la piel. La producción de colágeno disminuye con la edad, por lo que la suplementación puede servir para mejorar la apariencia de la piel y el pelo.
- **Zinc:** el zinc es un mineral que puede ayudar a combatir la caída del pelo. Lo puedes encontrar en comidas como los frijoles, granos integrales y algunos mariscos. La cantidad

diaria recomendada es de 11 mg para los hombres y 8 mg para las mujeres.

- **Biotina:** la biotina es un tipo de vitamina B que se encuentra en las carnes rojas, el pescado y el huevo, y en algunas verduras como el brócoli, espinaca y camote. Ayuda a prevenir la caída del cabello y fortalece las uñas débiles.
- **Vitamina E:** sumadas a sus propiedades antioxidantes, la vitamina E tiene grandes beneficios para la salud de tu cuero cabelludo. Además de suplementos orales, muchos productos para el cabello y la piel contienen vitamina E.

Suplementos para fortalecer tus huesos

Uno de los efectos de la edad es la pérdida de la fuerza en los músculos y enfermedades como la osteoporosis. Con la edad, al cuerpo se le hace más difícil absorber algunos de los nutrientes y minerales para la salud de los huesos. Algunos suplementos que puedes tomar para esto son:

- **Vitamina D:** la vitamina D ayuda a fortalecer los huesos y a que tu cuerpo absorba calcio. El cuerpo produce vitamina D cuando la piel se expone al sol, pero con la edad la producción de esta vitamina puede disminuir, y por eso pueden ser necesarios los suplementos. La dosis diaria recomendada para adultos es de 600 UI (unidades internacionales).
- **Calcio:** el calcio es un mineral que se encuentra en muchos alimentos, especialmente la leche y el queso, y en verduras como el brócoli y la col. El calcio fortalece los huesos y los ayuda a mantener su estructura. La cantidad diaria recomendada es de 1000 a 1200 mg.
- **Magnesio:** el magnesio ayuda a regular los niveles de calcio en el cuerpo, y se almacena dentro del esqueleto. También es importante para el desarrollo del tejido óseo.

- **Vitamina K2:** la vitamina K2 es importante en el metabolismo de los huesos. Se encuentra principalmente en las verduras verdes, como la espinaca, el brócoli, la col rizada y la lechuga. La cantidad diaria recomendada es de 120 µg para hombres y 90 µg para mujeres.

Suplementos para la salud cardiovascular

Uno de los elementos más importantes en una rutina antienvejecimiento es la salud cardiovascular. Existen varios nutrientes y minerales que ayudan a prevenir ciertos trastornos cardiovasculares, como la presión alta o baja, los ataques al corazón y problemas de colesterol. Algunos de los suplementos principales para esto son:

- **Coenzima Q10:** esta enzima ayuda a regular la presión y a convertir los alimentos en la energía que tu cuerpo necesita para funcionar. Con la edad, la producción natural de CoQ10 disminuye. Esta enzima se encuentra en alimentos como el pescado, la carne roja y los granos enteros. La cantidad diaria recomendada es de 100 a 200 mg para adultos.
- **Ajo:** el ajo ayuda a regular los niveles de colesterol y la presión. Puedes agregar el ajo a tu dieta incorporándolo a la preparación de tus platillos o en suplementos, como cápsulas o pastillas.
- **Niacina (vitamina B3):** la vitamina B3, también conocida como niacina, es necesaria para la función correcta de la grasa y azúcar en el cuerpo y para la salud de las células. La vitamina B3 ayuda a mantener niveles sanos de colesterol y a una buena circulación. Si tomas un suplemento de niacina, es normal experimentar algunos efectos secundarios, como irritación de la piel. Estos efectos son completamente

normales y temporales. La cantidad diaria recomendada es de 30 mg para adultos.

- **Omega-3:** el ácido graso omega-3 también es esencial para la salud cardiovascular. Integra esto a tu dieta a través de suplementos o consumiendo pescados altos en grasa, como el salmón.

Existen muchísimos suplementos en varias presentaciones, y a veces nos podemos perder al decidir cuáles son los adecuados para nuestras necesidades. Utiliza la información de estas páginas como una guía para la suplementación adecuada.

ASÍ QUE YA SABES...

- Los suplementos son una forma de integrar nutrientes esenciales a tu alimentación y combatir cualquier deficiencia. Estos nutrientes son importantes para que los procesos y órganos de tu cuerpo funcionen.
- Aunque siempre es mejor tratar de recibir los nutrientes necesarios a través de los alimentos, a veces los suplementos son necesarios para asegurarnos de darle a nuestro cuerpo lo que necesita.
- Siempre debes consultar a un médico antes de empezar a ingerir un suplemento, especialmente si estás tomando algún tipo de medicamento.
- Recuerda que todos los cuerpos son diferentes y es importante que descubras qué suplementos y vitaminas son los correctos para ti.
- Los mejores suplementos contra el envejecimiento son aquellos que trabajan con tu cuerpo para ayudar a frenar el envejecimiento desde adentro hacia afuera.

6

EJERCICIO FÍSICO

El ejercicio físico para mí es un estilo de vida.
Siento que cuando incorporas un plan de
ejercicios a tu rutina diaria, no solo te ves mejor,
también te sientes más saludable y vital.
—CRISTIAN DE LA FUENTE, actor

Muchas personas practican el entrenamiento físico y el ejercicio para bajar de peso y tonificar el cuerpo. ¡Pero existen muchísimos otros beneficios! El ejercicio nos ayuda a mantener los músculos y la densidad ósea, a frenar el envejecimiento del corazón y fortalecer los pulmones. Además, el ejercicio puede prevenir muchos problemas de salud que se relacionan con la vejez, como la osteoporosis, la diabetes y las enfermedades cardíacas.

Ten en cuenta que es importante combinar el ejercicio cardiovascular —el cardio— con entrenamiento de fuerza. Mientras envejecemos es común que disminuya la masa muscular y la densidad ósea, y esto puede causar fragilidad y fractura de los huesos. El entrenamiento de fuerza te ayudará a evitar esto. No es necesario que pases horas en el gimnasio levantando pesas, con solo dos o tres sesiones a la semana de alrededor de 30 minutos basta para prevenir trastornos como la osteoporosis.

LA RELACIÓN ENTRE LA MASA MUSCULAR
Y EL ENVEJECIMIENTO

Es probable que ya hayas oído hablar de la osteoporosis, que se relaciona con la pérdida de masa ósea y la disminución de la densidad de los huesos que ocurre con el avance de la edad. ¿Pero has oído la palabra sarcopenia? La sarcopenia se refiere a la disminución de la masa y el funcionamiento muscular relacionados con la edad; puedes llegar a perder cerca de un tercio de tu masa muscular en la edad avanzada. La disminución de la masa muscular es un efecto casi inevitable del avance de la edad que comienza alrededor de los 40 y se acelera después de los 50, incluso cuando hacemos ejercicio regularmente. Este desequilibrio puede crear un déficit que nos debilita y nos hace más propensos a caídas y heridas. ¡Pero tengo una buena noticia! Hay medidas que puedes tomar para prevenir sus efectos, pero si ya empiezas a sentir sus consecuencias, también puedes hacer algo para mejorar tu estado.

Hay muchos factores que influyen en la pérdida de masa muscular y la sarcopenia. Algunas de las causas más conocidas relacionadas con el envejecimiento son:

- Los cambios moleculares y hormonales.
- La disminución de las neuronas motoras.
- La disminución de la actividad física.
- Los cambios en la alimentación.
- La inflamación.

Probablemente te estés preguntando cómo saber si tu cuerpo presenta señales de sarcopenia. Es importante que tomes nota de los síntomas, ya que la sarcopenia puede tener un efecto importante en tu calidad de vida y tu independencia. Los síntomas principales de sarcopenia son:

- Disminución del tamaño de los músculos.
- Debilidad.
- Pérdida de resistencia.
- Pérdida de equilibrio.
- Dificultad al subir escaleras.
- Poca energía.
- Dificultad al levantarse de una silla.
- Caminata más lenta.
- Cicatrización deficiente en heridas.
- Disminución de la resistencia a la insulina.
- Niveles bajos de vitamina D en la sangre.

BENEFICIOS DE HACER EJERCICIO CON REGULARIDAD

Como ya hemos visto, el ejercicio tiene muchísimos beneficios que van más allá de bajar de peso y mejorar la apariencia física. Recuerda que la salud empieza desde dentro, en nuestro funcionamiento orgánico y la energía que tu cuerpo tiene para optimizar todas las funciones. Estos son algunos de los resultados que puedes esperar al hacer ejercicio con regularidad, especialmente si incorporas el entrenamiento de resistencia a tu rutina.

- **Mejora tu metabolismo.** El ejercicio ayuda a encender y reprogramar tu metabolismo. Te ayudará a quemar más grasa.
- **Reinicia tu sistema endocrino.** El ejercicio crea un resurgimiento de hormonas que ayudan a rejuvenecer el cuerpo. Esto te dará más energía, te ayudará a desarrollar músculo y aumentará tu deseo sexual.
- **Fortalece el cuerpo.** Uno de los beneficios más grandes, especialmente del entrenamiento de fuerza, es recuperar la densidad ósea y los músculos.

- **Aumenta tu capacidad cerebral.** El ejercicio se ha asociado con la mejora en la memoria y habilidades cognitivas.
- **Disminuye el proceso de envejecimiento del cuerpo.** Una rutina adecuada de ejercicio te ayudará a lucir y sentirte más joven a pesar del paso de los años.
- **Incrementa tu músculo y fuerza.** Además de darle un aspecto más tonificado a tu cuerpo, la fuerza te ayudará a la movilidad y a mantener tu independencia a pesar de la edad avanzada.

EL EJERCICIO COMO FORMA DE DESINTOXICACIÓN

Es probable que hayas oído sobre diferentes maneras en la que puedes desintoxicar tu cuerpo, o hacer un *detox,* por ejemplo, a través de jugos, de ciertas dietas, el ayuno u otros métodos. ¿Sabías que el ejercicio también puede funcionar para un *detox*? Cuando hablamos de desintoxicar el cuerpo, básicamente se trata de limpiar tu cuerpo, tu sangre y tus órganos de sustancias indeseadas, como contaminantes, bacterias, químicos o alcohol, entre otras, que inhiben el funcionamiento del cuerpo de manera óptima. Tu cuerpo está diseñado para desintoxicarse constantemente de forma natural a través de la orina, la defecación y el sudor, y los órganos como los riñones, el hígado, los pulmones y los intestinos tienen un papel importante en la desintoxicación.

Aunque tu cuerpo se desintoxica naturalmente, el ejercicio es una gran manera de ayudarlo en este proceso. Algunos de los beneficios del ejercicio para la desintoxicación son:

- **Aumentar la circulación de la sangre.** Esto ayudará a la limpieza de la sangre y a que los órganos de desintoxicación funcionen adecuadamente.

- **Sudor.** Una de las maneras principales en las cuales tu cuerpo elimina toxinas es el sudor, y el ejercicio es una gran manera de ayudar a tu cuerpo en esto.
- **Aumenta tu respiración.** Cuando hacemos ejercicio, respiramos más profundamente por la falta de oxígeno. Esto ayuda a eliminar dióxido de carbono, además de circular más oxígeno a los órganos principales del cuerpo.
- **Reduce la grasa.** Muchas toxinas se almacenan en la grasa de tu cuerpo. El ejercicio regular promueve la pérdida de grasa, por lo que se sueltan estas toxinas que se eliminan a través de los órganos.

EL EJERCICIO REDUCE LA INFLAMACIÓN

La inflamación es una manera en la que tu cuerpo lucha contra infecciones y sustancias indeseadas y protege contra cualquier herida. El cuerpo produce una sustancia química diseñada para proteger a tus órganos y el resto del cuerpo, y esto causa la inflamación y efectos como el dolor en las articulaciones o dificultad para movernos. Aunque es una reacción natural, en algunas ocasiones, especialmente con el avance de la edad, tu cuerpo produce esta reacción aun cuando no hay nada contra qué luchar. La inflamación crónica se asocia con enfermedades como la artritis, reumatismo, diabetes y obesidad. Muchos estudios demuestran que el ejercicio ayuda a combatir la inflamación crónica, ya que reduce las sustancias con las que reacciona tu cuerpo que producen inflamación; también ayuda a circular la sangre y recuperar el funcionamiento óptimo de tu cuerpo.

¿CÓMO PLANEAR UN PROGRAMA DE EJERCICIO?

El ejercicio es un componente importante de un programa an-tienvejecimiento, ¡pero tienes que encontrar el ejercicio adecuado para ti! Hay muchas maneras de ejercitar el cuerpo, como correr o nadar, hacer pesas en el gimnasio, tomar clases de acondicionamiento físico, o prácticas como yoga o Pilates. Es importante que encuentres el entrenamiento que, además de gustarte, se adapte a tu cuerpo y a tu estilo de vida. Esto te permitirá ser constante en el ejercicio para poder obtener los mejores resultados. Aquí te doy algunas recomendaciones para encontrar la rutina ideal para ti.

¿Cuándo consultar con tu proveedor de salud?

Si ha pasado mucho tiempo desde que hiciste ejercicio o deporte, o si es la primera vez que empiezas una rutina de ejercicio, es recomendable que consultes a tu médico o proveedor de salud para que te dé cualquier indicación sobre el tipo de ejercicio que debes realizar. Esto es muy importante; aunque el ejercicio tiene muchísimos beneficios, practicarlo incorrectamente puede tener un efecto contraproducente y causar lesiones, cansancio o enfermedades. Es especialmente importante hablar con tu médico si:

- Tienes una enfermedad cardíaca o pulmonar, asma, diabetes, enfermedad renal, artritis o cáncer.
- Tienes más de 35 años.
- Tienes dolor o molestia en el pecho, el cuello, la mandíbula o los brazos durante la actividad física.
- Sientes mareo o desvanecimiento cuando haces esfuerzo físico.
- Tienes dificultad para respirar con el ejercicio leve.
- Se te hinchan los tobillos, especialmente por la noche.
- Tienes latidos cardíacos rápidos o pronunciados.

- Presentas dolor en la parte inferior de la pierna al caminar, que desaparece con el descanso.
- Tienes antecedentes familiares de cardiopatía antes de los 60.
- Fumas o has dejado de fumar en los últimos 6 meses.
- Tienes mucho sobrepeso.
- Tiene presión arterial alta o colesterol alto.
- Estás embarazada.
- Tienes otros problemas de salud.

¿CÓMO ESTABLECER OBJETIVOS?

Después de confirmar con tu médico o proveedor de salud que estás listo para comenzar un programa de entrenamiento físico, probablemente tengas una idea de tus metas: quizá sea bajar de peso, tonificar los músculos o mejorar tu condición o tu flexibilidad. Es importante que hagas una evaluación de tu cuerpo para determinar un punto de partida y así poder establecer objetivos de aptitud realistas y adecuados para ti. Tener objetivos concretos nos permite monitorear el progreso y mantenernos motivados. A continuación, encontrarás una evaluación simple que te permitirá hacerlo.

EVALUACIÓN DE CONDICIÓN FÍSICA

La aptitud se evalúa a partir de cuatro áreas clave: aptitud aeróbica, fuerza muscular y resistencia, flexibilidad y composición corporal. Te recomiendo registrar los resultados de tu evaluación en un cuaderno o diario o guardarlos en formato electrónico para poder volver a ellos en el futuro y medir tu progreso. Para realizar la evaluación necesitarás lo siguiente:

- Un cronómetro o reloj que mida en segundos.
- Una cinta métrica de tela.
- Una vara.
- Una cinta de resistencia.
- Una pesa.
- Alguien que te ayude a grabar tus puntuaciones y contar repeticiones.
- Lápiz y papel para registrar tus resultados en cada parte de la evaluación.

Prueba # 1: Ritmo cardíaco

Tu ritmo cardíaco en reposo es una manera de medir tu salud cardíaca y nivel de *fitness*. Una frecuencia cardíaca de entre 60 y 100 latidos por minuto se considera sana para la mayoría de los adultos. Sigue estos pasos para medir tu ritmo cardíaco:

1. Encuentra tu pulso. Puedes encontrarlo en tu cuello, colocando el índice y el dedo medio en el cuello hacia el costado de la tráquea. También lo puedes encontrar en la muñeca, colocando dos dedos en la parte interior de tu muñeca, debajo del pulgar.
2. Una vez que encuentres tu pulso, mira tu reloj y cuenta el número de pulsaciones en 10 segundos.
3. Multiplica este número por 6 para obtener tu ritmo cardíaco por minuto.

Prueba # 2: Zona objetivo de frecuencia cardíaca

La zona objetivo de frecuencia cardíaca es el ritmo cardíaco que deberías alcanzar durante el ejercicio para darle a tu corazón y pulmones un buen entrenamiento: entre 50 y 75 por ciento del ritmo cardíaco máximo para tu edad. La zona objetivo sirve como una guía para asegurarte de que el ejercicio es lo suficientemente intenso. Durante el ejercicio, haz una pausa para medir tu ritmo cardíaco. Si no alcanzas tu zona objetivo durante el entrenamiento, trata de aumentar la intensidad.

En esta tabla puedes consultar la zona objetivo y la frecuencia cardíaca máxima según tu edad:

EDAD	ZONA OBJETIVO DE FRECUENCIA CARDÍACA (LATIDOS POR MINUTO)	FRECUENCIA CARDÍACA MÁXIMA (LATIDOS POR MINUTO)
25	98-146	195
35	93-138	185
45	88-131	175
55	83-123	165
65	78-116	155

Prueba # 3: Carrera o trote

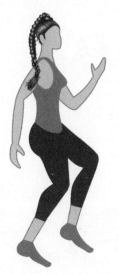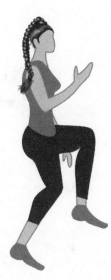

La tercera prueba de evaluación de tu aptitud aeróbica consiste en medir el tiempo que tardas en realizar una carrera de 1.5 millas o 2.4 kilómetros, ya sea corriendo o trotando. En la siguiente tabla encontrarás los tiempos que se consideran indicadores de un buen grado de aptitud según tu edad y sexo. Un tiempo más bajo generalmente indica una mejor aptitud aeróbica, mientras que un tiempo más alto sugiere una necesidad de mejora.

EDAD	MUJER: TIEMPO EN MINUTOS	HOMBRE: TIEMPO EN MINUTOS
25	13	11
35	13.5	11.5
45	14	12
55	16	13
65	17.5	14

Prueba # 4: Flexiones

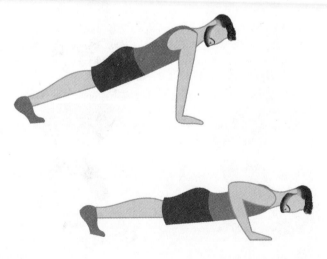

Las flexiones o lagartijas sirven para medir la fuerza muscular y resistencia. Si estás empezando un programa de acondicionamiento físico o sientes que no tienes suficiente fuerza para realizar las flexiones tradicionales, puedes hacerlas apoyando las rodillas. Si en general estás en forma, haz flexiones clásicas. Para ambos tipos:

1. Acuéstate boca abajo en el suelo con los codos doblados y las palmas al lado de los hombros.
2. Manteniendo tu espalda recta, empuja hacia arriba con los brazos hasta que queden completamente extendidos.
3. Baja el cuerpo hasta que tu barbilla toque el suelo.
4. Haz tantas flexiones como puedas hasta que necesites detenerte para descansar.

Los siguientes recuentos se consideran indicadores de un buen nivel de aptitud basado en tu edad y sexo. Si tu recuento está por debajo del número objetivo, este número puede ser tu meta. Si tu recuento está por encima del indicado en la tabla, ¡felicidades! Tienes una mejor aptitud de fuerza y resistencia.

EDAD	MUJER: NÚMERO DE FLEXIONES	HOMBRE: NÚMERO DE FLEXIONES
25	20	28
35	19	21
45	14	16
55	10	12
65	10	11

Prueba # 5: Abdominales

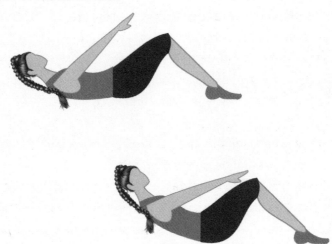

La prueba de abdominales mide la fuerza y resistencia de los músculos del abdomen. Sigue estos pasos para realizar la prueba:

1. Acuéstate en el suelo con las rodillas dobladas en un ángulo de 90 grados y los pies planos en el suelo. Pídele a un compañero que sostenga tus pies firmemente en el suelo. Otra opción es colocar los pies en la pared para que las rodillas y las caderas formen un ángulo de 90 grados. Cruza los brazos sobre el pecho. Esta es tu posición inicial.
2. Levanta la cabeza y los hombros del suelo, sin despegar los glúteos del suelo, contrayendo el abdomen.
3. Relaja el abdomen y regresa a la posición inicial.
4. Repite todas las veces que puedas en 60 segundos.

Al igual que en la prueba de flexiones, los siguientes recuentos son indicadores de un buen grado de aptitud basado en tu edad y sexo. Si tu recuento está por debajo del número objetivo, este número puede ser tu meta.

EDAD	MUJER: NÚMERO DE ABDOMINALES	HOMBRE: NÚMERO DE ABDOMINALES
25	39	44
35	30	40
45	25	35
55	21	30
65	12	24

Prueba # 6: Índice cintura-cadera (ICC)

Tu composición corporal es un indicador de tu condición física. La relación entre tu cintura y tu cadera, o índice cintura-cadera (ICC) (*waist-hip ratio* o WHR en inglés) puede ser un indicador tanto de tu salud física como de tu probabilidad de riesgo de algunas enfermedades. Si la circunferencia de tu cintura es más grande que la de tus caderas, tienes un riesgo mayor de padecer enfermedades cardíacas y diabetes tipo 2. Sigue los siguientes pasos para encontrar tu ICC:

1. Utilizando la cinta de medir, mide alrededor de la parte más pequeña de tu cintura, justo encima del ombligo.
2. Mide alrededor de la parte más ancha de tus caderas.
3. Para calcular tu ICC, divide la medida de tu cintura entre la medida de tu cadera (ICC = cintura / cadera).

ICC	MUJERES	HOMBRES
Bajo	.8 o menos	.95 o menos
Moderado	.81-.85	.96-1.0
Alto	.86 o más	1.0 o más

Si tu ICC está en el rango alto, especialmente si es de más de 1.0, es probable que tengas un mayor riesgo de algunas enfermedades. Con el ejercicio puedes reducir tus medidas y disminuir tus probabilidades de riesgo.

Prueba # 7: Índice de masa corporal (IMC)

El índice de masa corporal (IMC) es una medida que indica si hay una cantidad saludable de grasa en el cuerpo. Puedes determinar tu IMC dividiendo tu peso en libras por tu estatura en pulgadas al cuadrado y multiplicando ese número por 703, o dividiendo tu peso en kilogramos por tu altura en metros al cuadrado. También existen muchas páginas en internet que pueden calcular tu IMC.

Los siguientes resultados del IMC demuestran si tienes un peso saludable.

ÍNDICE DE MASA CORPORAL (IMC)	PESO
Debajo de 18.5	Bajo de peso
18.5-24.9	Peso normal
25.0-29.9	Sobrepeso
30 o más	Obeso

EJERCICIOS PARA HACER EN CASA

A veces estamos tentados a saltarnos el ejercicio, ya sea por falta de tiempo o equipamiento, o por pereza. Tal vez no siempre puedas salir a correr, ir al gimnasio o a tu clase de *spinning*, yoga o zumba. ¡Pero se acabaron las excusas! A continuación encontrarás algunos ejercicios que puedes hacer en casa, o incluso en una habitación de hotel si estás de viaje, para esos días en los que no podemos ir al gimnasio.

EJERCICIOS DE CALENTAMIENTO

Es importante realizar un calentamiento antes de comenzar el ejercicio. Hay veces que estamos faltos de tiempo o ansiosos por empezar a entrenar, y puede ser tentador saltarnos el calentamiento. ¡Pero esto tiene muchos riesgos! El calentamiento tiene beneficios fisiológicos y psicológicos que te ayudarán a aprovechar al máximo el entrenamiento. El calentamiento es crucial porque prepara a tus músculos para la actividad. Si no calentamos, corremos el riesgo de sufrir lesiones.

Algunos ejercicios sencillos que puedes hacer para calentar son:

- **Caminar:** camina a una velocidad moderada de tres a cinco minutos.
- **Pasos de estocada:** haz pasos largos por una distancia de 100 metros.
- **Estiramientos dinámicos:** mantén un músculo en una posición fija y alargada durante 30 segundos o más. Haz varios estiramientos, dependiendo de los músculos que vayas a trabajar en tu rutina.

Saltos de tijera

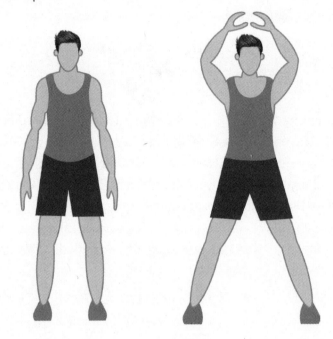

Los saltos de tijera son un buen ejercicio de calentamiento, ya que activan todo el cuerpo y suben tu ritmo cardíaco.

1. Comienza parado con la espalda recta, los brazos a los lados y los pies juntos en el suelo. Esta es tu posición inicial.
2. Salta y abre las piernas para que los pies queden separados un poco más del ancho de los hombros, y al mismo tiempo eleva los brazos hasta que casi se junten encima de la cabeza.
3. Salta de nuevo, junta las piernas y baja los brazos, volviendo a la posición inicial. Repite el número de veces deseado.

Correr en el lugar elevando las rodillas

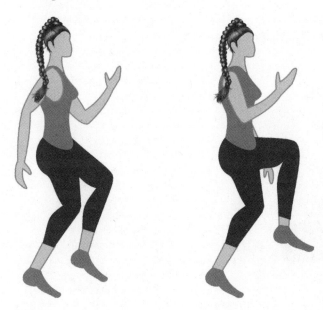

Este es un buen ejercicio de calentamiento, ya que activa varios músculos y eleva la frecuencia cardíaca.

1. Párate con ambos pies en el suelo separados con una distancia igual al ancho de los hombros.
2. Flexiona una pierna para subir la rodilla hacia el pecho, creando un ángulo de 90 grados. Al mismo tiempo, dobla el brazo contrario.
3. Rápidamente, cambia la posición con el brazo y pierna contrarios.
4. Repite rápidamente, como si estuvieras corriendo sin avanzar, el número de veces deseado. Cuanto más eleves la rodilla, más intenso será el ejercicio.

EJERCICIOS PARA FORTALECER LAS PIERNAS

Sentadillas de pared

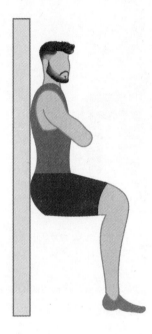

Las sentadillas de pared ayudan a aumentar la fuerza en las piernas y el abdomen. Con ellas trabajas cuádriceps y glúteos.

1. Apoya la espalda en una pared y coloca los pies hacia el
   frente y con una diatancia igual al ancho de tus caderas.
2. Lentamente, deslízate hacia abajo hasta que las piernas
   queden a un ángulo de 90 grados.
3. Mantén esta posición por 30-60 segundos.

Subir a una silla

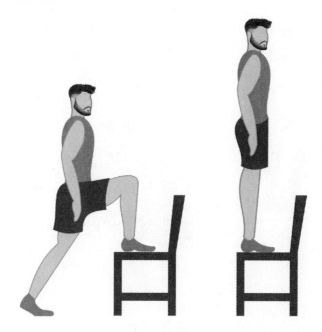

Este ejercicio es una manera sencilla de trabajar los músculos de las piernas, especialmente los glúteos y cuádriceps.

1. Pon una silla o un banco frente a ti y coloca los pies en el suelo separados con una distancia igual al ancho de tus hombros. Asegúrate de que la silla o banco esté estable para evitar cualquier accidente.
2. Coloca un pie en la silla, alineando tu rodilla con los dedos del pie en un ángulo de 90 grados.
3. Extiende la pierna para subir el otro pie a la silla, extendiendo ambas piernas por completo.
4. Baja ambos pies de la silla, empezando con el que subiste primero.
5. Repite el número de veces deseado, alternando el pie que sube primero para trabajar ambas piernas.

Sentadillas

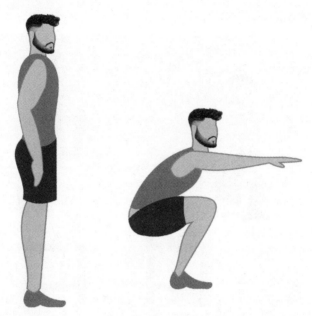

Las sentadillas son un ejercicio funcional que trabaja las caderas, glúteos y cuádriceps, además de fortalecer los músculos del abdomen y la espalda. También ayudan a mejorar el equilibrio y la coordinación.

1. Párate con ambos pies en el suelo, separados un poco más del ancho de tus hombros. Esta es tu posición inicial.
2. Flexiona las rodillas hasta que tus muslos queden paralelos al suelo. Asegúrate de mantener la espalda recta. Al mismo tiempo, extiende los brazos frente a ti, alineándolos con los hombros.
3. Estira las rodillas y regresa a la posición inicial.
4. Repite el número de veces deseado.

Pasos de estocada

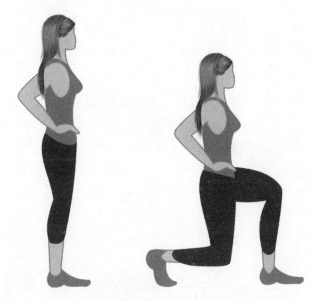

1. Comienza con ambos pies en el suelo separados con una distancia igual al ancho de los hombros y las manos en la cintura. Esta es tu posición inicial.
2. Da un paso largo hacia adelante con la pierna izquierda. Flexiona ambas rodillas a 90 grados. La rodilla delantera debe quedar alineada con el tobillo, y la trasera debe casi tocar el suelo.
3. Extiende ambas piernas y da un paso hacia atrás para quedar en la posición inicial.
4. Repite, alternando ambas piernas, el número de veces deseado.

EJERCICIOS PARA FORTALECER LOS BRAZOS Y LA PARTE SUPERIOR DEL CUERPO

Flexiones

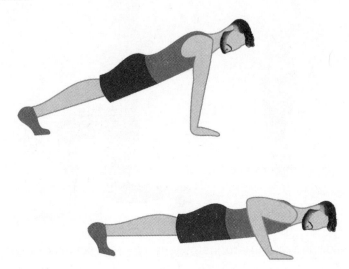

Las flexiones son un buen ejercicio de resistencia, ya que trabajan varios músculos simultáneamente, entre ellos los músculos de los brazos, pecho y abdomen.

1. Acuéstate boca abajo en el suelo con los codos doblados y las palmas al lado de los hombros.
2. Manteniendo la espalda recta, empuja hacia arriba hasta que los brazos queden completamente extendidos.
3. Baja el cuerpo hasta tocar el suelo con la barbilla.
4. Repite el número de veces deseado.

Flexión de tríceps

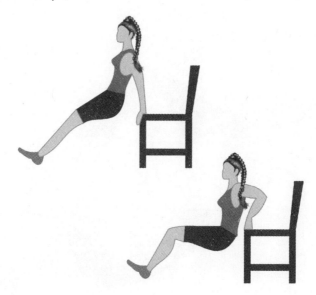

Este ejercicio ayuda a fortalecer el tríceps, que es el músculo de la parte trasera del brazo.

1. Siéntate en una silla y coloca las manos en el borde del asiento, debajo de los glúteos, con los dedos mirando hacia el frente. Manteniendo las manos en la silla, empuja los glúteos para que queden en el aire frente a la silla, con los pies extendidos hacia el frente y apoyados sobre los talones. Esta es tu posición inicial.

2. Flexiona los codos y baja los glúteos hacia el suelo. Asegúrate de mantener los codos y las muñecas alineados. Los brazos deberán formar un ángulo de 90 grados.

3. Presiona con las manos y extiende los brazos para volver a la posición inicial.

4. Repite el número de veces deseado.

EJERCICIOS PARA FORTALECER EL ABDOMEN

Abdominales

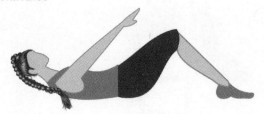

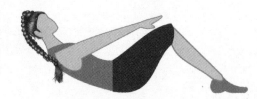

El trabajo abdominal ayuda a fortalecer los músculos del abdomen, que a su vez ayuda al equilibrio y la flexibilidad. Este es un ejercicio sencillo que puedes hacer en tu casa.

1. Acuéstate boca arriba con la espalda en el suelo y las piernas flexionadas con los pies en el suelo. Esta es tu posición inicial.
2. Activando los músculos abdominales y empujando el ombligo hacia el suelo, levanta los hombros y el torso hacia tus rodillas.
3. Baja la cabeza y el torso, regresando a la posición inicial.
4. Repite el número de veces deseado.

Plancha

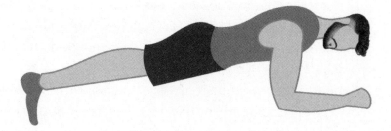

Este ejercicio trabaja todo el cuerpo, especialmente el área abdominal.

1. Acuéstate boca abajo y coloca los antebrazos en el suelo, alineados con los hombros. Extiende las piernas detrás de ti y eleva las caderas, apoyándote en la punta de los pies. Mantén la espalda en posición neutral y activa los músculos del abdomen. Contrae hacia adentro la zona del ombligo todo lo que puedas.
2. Mantén esta posición por 30 segundos.

Plancha con rotación

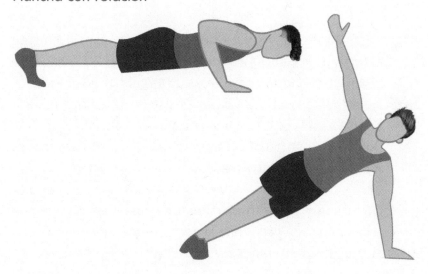

1. Acuéstate boca abajo con las piernas extendidas detrás de ti. Coloca las palmas de las manos en el suelo al lado de los hombros. Levanta el torso y las caderas, apoyándote en la punta de los pies, creando un ángulo de 90 grados con los brazos. Esta es tu posición inicial.
2. Extiende el brazo izquierdo, rota el torso hacia la derecha y extiende el brazo derecho hacia el techo, creando una línea en diagonal desde la cabeza hasta los pies.
3. Mantén esta posición el tiempo deseado (30-60 segundos). Repite del otro lado.

Plancha lateral

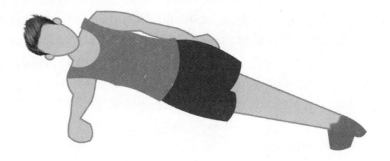

1. Acuéstate de lado con los pies extendidos. Eleva levemente el torso para colocar el antebrazo en el suelo, alineando el codo con el hombro para crear un ángulo de 90 grados.
2. Apoyándote en el antebrazo y el costado de los pies, eleva la cadera hasta crear una línea recta con el cuerpo.
3. Sostén esta posición el tiempo deseado (30-60 segundos). Repite del lado contrario.

El ejercicio es una parte fundamental de cualquier régimen de antienvejecimiento. A veces puede ser intimidante empezar una nueva rutina, pero intenta comenzar gradualmente para poder incorporar el entrenamiento físico a tu rutina diaria. Esto no solo traerá beneficios para tu piel y apariencia física, sino que te ayudará a sentirte con más energía y aumentar tu movilidad a pesar de los años.

ASÍ QUE YA SABES...

- El ejercicio es súper importante, pero debes encontrar el tipo de ejercicio y plan de entrenamiento que sea adecuado para ti, tomando en cuenta tu edad, condición física y estilo de vida.
- Habla con un médico o proveedor de salud antes de comenzar cualquier tipo de rutina de actividad física para que te dé las indicaciones pertinentes que debes tener en cuenta al escoger tu rutina.
- Poner objetivos y metas concretos por escrito y medir tu progreso periódicamente te ayudará a ver los resultados y a mantenerte motivado.

7

SUEÑO REPARADOR

Dormir lo suficiente es muy importante
para mí, especialmente porque me levanto muy
temprano. Como dicen los norteamericanos,
mi 'sueño embellecedor' es sagrado.
—Erika Csiszer, periodista y presentadora

Hasta ahora hemos hablado de la importancia de la alimentación saludable y el ejercicio, pero otro hábito crucial para el antienvejecimiento es dormir lo suficiente cada noche. ¿Cuántas horas duermes cada noche? He oído a varios amigos, conocidos y algunos pacientes hablar con orgullo sobre cómo pueden dormir poco y aún así funcionar perfectamente en el trabajo. También he oído hablar de nuevos "métodos" que te permiten dormir solo cuatro horas cada noche y, se dice, reconfiguran tu cuerpo para que funcione con menos horas de sueño. Todos tenemos horarios ocupados y nos gustaría tener más horas en el día para poder trabajar, estar con nuestra familia o hacer las actividades que nos gustan. ¡Pero dormir lo suficiente es fundamental para poder hacer todas estas cosas! Aunque algunos métodos parezcan funcionar, aunque sientas que puedes dormir poco sin perjudicar tu día, los efectos de la falta de sueño a largo plazo son muy graves.

UN SUEÑO EFICIENTE Y REPARADOR

¿Sabías que solo una noche de privación de sueño puede conducir a la resistencia a la insulina? Esto es equivalente a alrededor de seis meses de una dieta alta en grasas. Así que toma nota: una dieta saludable debe estar siempre acompañada del sueño adecuado, ya que sin él los efectos positivos de la alimentación no ocurrirán. Además, se ha demostrado que la deficiencia de sueño puede afectar el tamaño del cerebro, y con la edad esto puede provocar una contracción de ese órgano. El Centro para el Control y la Prevención de Enfermedades (CDC, por sus siglas en inglés) ha declarado que la insuficiencia de sueño es un problema de salud pública, ya que las personas que no duermen lo suficiente también tienen más probabilidades de desarrollar enfermedades crónicas, como hipertensión, diabetes, depresión, obesidad y cáncer.

Si no duermes lo suficiente, no le estás dando a tu cuerpo lo que necesita para combatir el envejecimiento. La privación del sueño nos afecta mental y físicamente, por lo que debe ser una parte fundamental en un régimen de antienvejecimiento. En este capítulo hablaremos sobre la importancia del sueño y cómo lograr un descanso adecuado para conseguir un sueño eficiente y reparador. Hay varias cosas que podemos hacer para maximizar los beneficios del sueño y así lograr un mejor envejecimiento, pero primero debemos entender cómo funciona el sueño y qué pasa en nuestro cuerpo mientras dormimos.

ETAPAS DEL SUEÑO

Hay muchas cosas que suceden en tu cuerpo y tu cerebro mientras duermes. Existen cinco etapas de sueño que conforman un ciclo, y cada una de estas etapas cumple una función específica que permite a tu cuerpo recuperarse y prepararse para el día siguiente. Un ciclo completo tarda alrededor de 90 a 110 minutos, y es normal que estemos despiertos por algunos segundos entre cada etapa, aunque no recordemos habernos despertado. Pasas por este ciclo varias veces durante una noche normal de sueño.

- **Etapa 1:** el cuerpo comienza a adormecerse y los músculos empiezan a relajarse, pero aún estamos conscientes de nuestro alrededor, por lo que es fácil que nos despertemos. Es importante limitar las distracciones como la luz y el ruido. Es normal experimentar sensaciones de caída seguidas de contracciones musculares durante esta etapa.
- **Etapa 2:** dura alrededor de 20 minutos. El ritmo cardíaco y la temperatura corporal empiezan a disminuir.
- **Etapa 3:** esta etapa es de sueño profundo, en la que se desarrollan ondas cerebrales extremadamente lentas, conocidas como ondas delta. Esta etapa es importante para la recuperación muscular y el crecimiento.
- **Etapa 4:** esta etapa es de sueño muy profundo. El cuerpo se relaja completamente y nuestro ritmo cardíaco es muy bajo.
- **Etapa 5:** conocida como REM (movimientos oculares rápidos), esta etapa se caracteriza por actividad cerebral: aunque nuestro cuerpo esté relajado, nuestra mente está muy activa, y es en esta etapa en la que soñamos. Esta fase del sueño es importante para la memoria y la recuperación cerebral. El primer ciclo de sueño REM generalmente dura alrededor de 10 minutos, pero a medida que avanza la noche el tiempo transcurrido dentro de esta etapa aumenta, y al final puede durar alrededor de una hora.

EFECTOS DE LA FALTA DE SUEÑO

Existen muchísimas consecuencias —tanto físicas como mentales— por no dormir lo suficiente. La falta de sueño hace que tu cuerpo no pueda funcionar de manera óptima, y por eso notas el efecto no solo en el cansancio a lo largo del día, sino de muchas otras maneras que, a lo largo del tiempo, conducen al envejecimiento acelerado. Algunos de los efectos principales de la falta de sueño que tienen un impacto en la manera en la que envejecemos son:

- **El aumento del estrés físico.** El cuerpo batalla para funcionar sin el sueño suficiente y esto causa estrés físico, que nos pone en mayor riesgo de enfermedades y trastornos como diabetes, ataques cardíacos, presión arterial alta, obesidad e isquemias.
- **Efectos mentales.** La falta de sueño genera dificultad para concentrarse, lagunas de memoria y complicaciones para realizar tareas mentales.
- **Aumento del apetito.** No dormir lo suficiente por largos períodos puede causar que nuestro cuerpo produzca menos leptina, una hormona que da la sensación de saciedad después de comer. Sin suficiente leptina, nuestro apetito aumenta. Esto hace que comamos en exceso y sintamos antojo por carbohidratos, que puede resultar en sobrepeso, lo cual también se relaciona con muchos trastornos que aceleran el envejecimiento.
- **Deterioro del sistema inmunológico.** La falta de sueño afecta la producción de citoquina, una proteína que ayuda a combatir las enfermedades e infecciones. Cuando tenemos menos citoquinas en el cuerpo somos más susceptibles a enfermedades que aceleran el envejecimiento.

- **Resistencia a la insulina.** La falta de sueño empeora la resistencia a la insulina y aumenta el riesgo de diabetes tipo 2, que puede llevar a enfermedades cardíacas, hipertensión y accidentes cerebrovasculares.

LOS ADULTOS MAYORES Y EL SUEÑO

Tal vez hayas oído decir que los adultos mayores necesitan dormir menos. ¡Esto simplemente no es cierto! Todos los adultos necesitan dormir entre siete y nueve horas cada noche para que el cuerpo funcione adecuadamente. Pero a medida que envejecemos se hace más difícil tener una buena noche completa de sueño. Esto no significa que dejemos de necesitar de siete a nueve horas; más bien, quiere decir que tenemos que encontrar una manera de solucionar los problemas de sueño que vienen con el avance de la edad para asegurarnos de descansar lo suficiente. Este es uno de los mayores desafíos para el envejecimiento saludable.

Los cambios en el sueño de adultos mayores suceden por varias razones. Conforme envejecemos, podemos notar que:

- Nos cuesta conciliar el sueño o permanecer dormidos.
- Nuestro sueño es menos profundo.
- Nos despertamos tres o cuatro veces por noche.
- Debemos levantarnos para ir al baño varias veces durante la noche.
- Nuestro sueño no es tan reparador o satisfactorio.
- Tendemos a conciliar el sueño temprano por la tarde y despertar temprano en la mañana.

Estos cambios suceden como resultado de los efectos de la edad en nuestro cuerpo. Dependiendo de cada persona, sus hábitos a lo largo de su vida y su estado general de salud, hay varios factores que influyen en estos cambios.

Hormonas

A medida que envejecemos, nuestro cuerpo empieza a secretar menos cantidad de dos hormonas importantes para el sueño: la melatonina y la hormona del crecimiento. La melatonina es importante porque controla nuestro ciclo del sueño. La falta de melatonina hace que muchos adultos mayores se sientan con sueño en la tarde y se despierten temprano en la mañana, o que, en general, les cueste trabajo dormir.

La hormona del crecimiento es lo que hace que los niños duerman tan profundamente. Como nuestro cuerpo empieza a secretar menos cuando envejecemos, el sueño se vuelve más difícil. Para las mujeres, la menopausia causa cambios hormonales importantes que también provocan interrupciones en el sueño, como los sudores nocturnos.

Trastornos de salud

Con la edad es más probable que desarrollemos enfermedades crónicas que provocan cambios en nuestro cuerpo e interfieren con nuestro sueño. Por ejemplo, la artritis puede causar dolor; la diabetes o la próstata agrandada puede hacernos utilizar el baño con más frecuencia durante la noche; las enfermedades cardíacas y la presión arterial alta pueden hacer que nos despertemos repentinamente por dificultades respiratorias; y las enfermedades como Parkinson y Alzheimer pueden causar ansiedad. Todo esto hace difícil dormir la noche completa y descansar lo suficiente. Sin embargo, esto se puede minimizar si administramos bien nuestros trastornos, es decir, si tomamos los medicamentos adecuados y las medidas necesarias para no sentir tanto los efectos.

Cambios en el estilo de vida

Con la edad y el tiempo es probable que cambien nuestras rutinas diarias, y esto afecta nuestro sueño. Por ejemplo, las personas
mayores tienden a hacer menos ejercicio y pasar menos tiempo
fuera. La luz del sol ayuda al cuerpo a producir melatonina, que
regula el ciclo del sueño. También es probable que duerman más
siestas o que estén tomando algún tipo de medicamento que afec-
te el sueño. Algunas cosas que se pueden hacer para minimizar
los efectos de esto son:

- Asegurarse de realizar ejercicio diario. Recuerda que es
  importante hablar con un médico antes de empezar cualquier rutina de ejercicio.
- Pasar cada día por lo menos dos horas en el exterior. Si esto
  es imposible, utilizar una luz de espectro completo en el
  interior.
- Limitar la siesta a 20 minutos al día.
- Evitar lo más posible el alcohol, la cafeína y la nicotina, ya
  que estos interfieren con el sueño.
- Cambiar el horario en el que tomamos medicamentos, especialmente medicamentos para la presión arterial alta,
  antidepresivos, esteroides, descongestionantes y bronco-
  dilatadores.

Recuerda consultar a tu médico o proveedor de salud antes de hacer cualquier cambio.

EL SUEÑO DE LA BELLEZA NO ES UN MITO... ¡ES UNA CIENCIA!

Dormir bien es importantísimo para que nuestra piel luzca joven y radiante. Durante las primeras etapas del sueño nuestro cuerpo típicamente aumenta la producción de la hormona del crecimiento; este período de sueño profundo es el famoso "sueño de la belleza". El aumento de esta hormona ayuda a reparar y reconstruir los tejidos corporales, como músculos y huesos. También ayuda a mantener los niveles de colágeno, que le da elasticidad y una apariencia joven a la piel. Durante el sueño profundo también se genera una mayor producción celular y una descomposición más lenta de las proteínas, que son los bloques de construcción del crecimiento celular y de la reparación de daños causados por factores como el estrés y los rayos ultravioleta.

GUÍA PARA LOGRAR UN SUEÑO REPARADOR

Cuando te prepares para la cama, piensa en que te estás preparando para un mejor mañana. No es necesaria una larga lista de pasos, pero sí un poco de atención a los productos y hábitos que te ayudarán a borrar los efectos del estrés y de la contaminación diaria. Estas son mis recomendaciones para lograr el mejor sueño:

1. **Termina las tareas del día para no irte a la cama pensando en cosas pendientes.** Si frecuentemente te acuestas pensando en todo lo que hay que hacer al día siguiente, puedes desocupar tu mente anotando la lista en un papel o cuaderno. Tal vez parezca una técnica antigua, pero ha durado porque funciona.

2. **Apaga todos los equipos electrónicos.** Las notificaciones, los mensajes y las redes sociales seguirán ahí mañana, así que apaga la computadora, el celular, el iPad y la televisión, y apaga las luces. Esto le dará la señal a tu cerebro de que es hora de dormir, y empezará a producir melatonina, la hormona que necesitamos para mantener el sueño de alta calidad.

3. **No consumas alimentos salados, ni alcohol alrededor de una hora antes de acostarte.** Si te apetece comer o beber algo antes de dormir, piensa bien en lo que vas a darle a tu cuerpo y los efectos que esto tendrá en tu sueño. Mientras los alimentos ligeros, como las frutas o los cereales, pueden ayudarte a dormir mejor, muchos alimentos pueden interrumpir tu descanso y afectar tu apariencia al día siguiente. Por ejemplo, el alcohol te deshidrata, y tu cuerpo intenta compensar recolectando fluidos naturales de los tejidos alrededor de los ojos, entre otras partes del cuerpo. Esto produce hinchazón en la cara y el cuerpo al día siguiente.

4. **Siempre lávate la cara antes de dormir.** Dormir con maquillaje es uno de los errores más grandes y más comunes. Dormir es como reiniciar tu cuerpo: entra en modo de regeneración, especialmente tu cara. Si tienes la piel cubierta de maquillaje grueso, los poros no pueden respirar, y esto no permite la regeneración adecuada. ¡Lavarse la cara solo toma unos segundos y trae grandes beneficios!

5. **Hidratar, hidratar, hidratar.** Para un rostro fresco en la mañana, es importante hidratar por la noche. Muchos productos de antienvejecimiento funcionan mejor durante la noche, cuando la piel entra en el ciclo de reparación. Busca un humectante nocturno que tenga retinol, uno de los únicos ingredientes que se ha comprobado que funcionan

para la antiedad, para disminuir la aparición de líneas finas y arrugas y suavizar la piel.

6. **Relájate.** Según varias investigaciones, dormir siete horas es el truco mágico para maximizar el rejuvenecimiento y la productividad al día siguiente. Para relajarte antes de dormir, recomiendo tomar un baño con sales de Epsom y unas gotas de aceite esencial de lavanda; el cambio de temperatura al salir señala a tu cuerpo que debe producir melatonina. También puedes meditar o escribir. ¡Encuentra lo que te ayude a relajarte!

7. **Duerme con una funda de almohada de satén o seda.** Las fibras de estos materiales crean menos fricción entre la piel y el pelo y la funda de la almohada. Esto hará que amanezcas con las arrugas suavizadas y sin un nido de pájaro en la cabeza.

8. **Duerme boca arriba.** Las arrugas del sueño son esas líneas que se forman cuando la cara se aplasta contra la almohada noche tras noche. Desaparecen de inmediato en la piel más joven, pero con la edad se vuelven permanentes. La clave para prevenirlas es dormir boca arriba, lo que además ayudará a tener una piel más clara y firme y una mejor alineación de la espalda.

9. **Utiliza un humidificador.** En climas más secos o durante el invierno, un humidificador te puede ayudar a calmar la irritación de la piel o la garganta, que pueden interrumpir el sueño. También combate los efectos del aire seco en la piel.

10. **Aromaterapia.** Si no te gusta el té o buscas una forma más sensorial de relajarte, te recomiendo explorar la aromaterapia. Varias investigaciones indican que aceites de la lavanda y la manzanilla ayudan a reducir la ansiedad y calmar el cuerpo. No temas oler como una tienda de perfumes, pruébala y verás sus grandes beneficios.

LAS INFUSIONES Y SUS BENEFICIOS
PARA DORMIR MEJOR

Si te cuesta trabajo dormir, unas horas antes de acostarte intenta beber té sin cafeína hecho de mezclas de hierbas. Ten en cuenta que las hierbas pueden tener efectos secundarios, por lo que es importante investigar y consultar a un profesional de la salud antes de consumirlas. Estas son algunas hierbas que se han utilizado tradicionalmente para conciliar y mejorar la calidad del sueño:

- **Hierba de San Juan:** esta flor se utiliza como antidepresivo y ayuda a reducir la ansiedad y la preocupación a la hora de dormir.
- **Lavanda:** tiene propiedades antiestrés y ayuda a la mente a desprenderse de los pensamientos preocupantes.
- **Manzanilla:** tiene un efecto sedante leve en el cuerpo y se relaciona con los niveles de glicina, una enzima que se encuentra en el cuerpo que ayuda a calmar los nervios.
- **Menta o hierbabuena:** ayuda a relajar los músculos tensos y calmar el tracto digestivo, la acidez estomacal y la indigestión en general.
- **Tilo:** conocido por sus propiedades relajantes y antiestrés, tiene un ligero efecto calmante que ayuda a controlar la ansiedad y conciliar el sueño.
- **Valeriana:** ayuda a reducir la actividad neuronal, que nos permite dormirnos más rápido.

Dormir bien no solo tiene beneficios en la piel y la apariencia física, sino que transformará tu vida por completo. Además de lucir más joven, un descanso adecuado es beneficioso para nuestro humor, funciones cognitivas y todos nuestros procesos corporales. ¡Encuentra el horario y la rutina que concuerden mejor con tu estilo de vida para poder habituarte a dormir por lo menos siete horas cada noche y gozarás de los beneficios!

ASÍ QUE YA SABES...

- El sueño es imprescindible si queremos retrasar los efectos del tiempo en nuestra apariencia y estado de ánimo.
- Se recomienda dormir por lo menos siete horas cada noche.
- Los tés y suplementos pueden ayudarnos a conciliar el sueño y dormir más profundamente.
- Hay muchas cosas que puedes hacer para asegurarte de dormir bien y mejor cada noche. ¡Encuentra lo que funcione mejor para ti!

8

OPTIMIZACIÓN HORMONAL

¿Cuánto tiempo dura el chip? ¿Cinco meses?
¡A los cuatro meses lo quiero ya!
Ahora que sé lo diferente que me siento al tener
mis hormonas equilibradas, aprendí a siempre
escuchar a mi cuerpo y no dudar en ponerme
en manos de un profesional competente.
—Rashel Diaz, presentadora

Cualquier rutina antienvejecimiento debe comenzar por un análisis exhaustivo y profundo sobre tu estado de salud actual. Esto te ayudará a detectar los cambios más importantes que puedes hacer para mejorar tu salud, hábitos y calidad de vida, y así envejecer de la mejor manera posible. Esto, sin duda, requiere estar al tanto de los niveles hormonales. Las hormonas afectan todo aspecto del cuerpo, desde nuestra repuesta inmunológica e inflamaciones hasta el crecimiento y la reparación de tejidos. En este capítulo abordaremos una por una las hormonas principales en el cuerpo y su impacto en nuestra manera de envejecer, así como los métodos que podemos utilizar para lograr un equilibrio hormonal saludable y retrasar nuestro reloj biológico. Pero primero debemos entender cómo funcionan nuestras hormonas y qué papel juegan en el envejecimiento.

¿QUÉ SON LAS HORMONAS?

Las hormonas son productos químicos que se producen dentro del cuerpo y regulan varios sistemas, incluido el reproductivo y sexual. Tienen un impacto en nuestro estado de ánimo, densidad ósea y metabolismo del colesterol, entro otros. Por esto, las hormonas juegan un papel fundamental en el funcionamiento óptimo del cuerpo. Desafortunadamente, los niveles de hormonas comienzan a cambiar después de los 30, y muchos notan cambios en el cuerpo asociados con un desequilibrio en los niveles hormonales.

Desequilibrio hormonal en mujeres

Las fluctuaciones hormonales en las mujeres son la causa de muchos cambios físicos y psicológicos. Antes de la menopausia, muchas mujeres experimentan fluctuaciones hormonales notables antes de la menstruación. Esto se conoce como síndrome premenstrual y puede indicar un desequilibrio hormonal. Otras señales de desequilibrio hormonal son el dolor durante el coito y una pérdida de la libido. Sin embargo, la menopausia es la causa principal del desequilibrio hormonal en las mujeres.

La menopausia es el proceso que las mujeres atraviesan a medida que envejecen, cuando sus ovarios dejan de producir estrógeno. Hay tres etapas en la menopausia: la perimenopausia, que es la etapa temprana, la menopausia y la postmenopausia, que se refiere al tiempo después de la menopausia.

- **Perimenopausia.** La etapa inicial de la menopausia, conocida como perimenopausia, se caracteriza por cambios en el ciclo menstrual, problemas de incontinencia, un aumento de infecciones del tracto urinario (ITU), una disminución de la libido, depresión y cambios de humor. Durante esta etapa, las mujeres también pueden notar que la piel se adelgaza, el cabello se vuelve frágil y se debilita la densidad ósea.

- **Menopausia.** Durante la menopausia, cuando el cuerpo deja de producir estrógeno, algunas mujeres experimentan síntomas y molestias mínimas, mientras que otras experimentan muchos síntomas desagradables. El estrógeno regula el ciclo menstrual y afecta las vías urinarias, el corazón, los vasos sanguíneos, los huesos, los senos, la piel y el cabello, las membranas mucosas, los músculos pélvicos y el estado emocional de las mujeres. Durante el período menopáusico, las mujeres pueden experimentar cambios en el deseo sexual, dolores de cabeza, dificultad para concentrarse, pérdida de cabello, aumento de peso, palpitaciones fuertes del corazón, dificultad para dormir y cambios emocionales.

- **Postmenopausia.** La única señal segura de que una mujer está en postmenopausia es cuando pasa un año completo sin tener un ciclo menstrual. Con la edad viene una disminución de la fertilidad, pero las mujeres pueden quedar embarazadas en cualquier momento antes de la postmenopausia. Durante esta etapa, muchos de los síntomas de la etapa menopáusica, como los sofocos y los cambios de humor, disminuyen o desaparecen. Sin embargo, los niveles reducidos de estrógeno pueden causar otros problemas de salud, como enfermedades cardíacas y osteoporosis.

Desequilibrio hormonal en hombres

Aunque los hombres no pasan por un cambio tan radical como la menopausia, el desequilibrio hormonal puede ocurrir en cualquier momento de su vida. A menudo, este desequilibrio no es diagnosticado, por lo que muchos hombres, como lo desconocen, no se dan cuenta de que podrían estar mucho mejor. En los hombres el desequilibrio sucede comúnmente por estrés, una lesión o enfermedad aguda, mala nutrición y falta de ejercicio, entre muchos otros factores. Las glándulas que producen las hormonas componen el sistema endocrino y están involucradas en un equilibrio frágil; un desequilibrio dentro de una glándula puede tener efectos en todo el cuerpo, pero los síntomas pueden ser difíciles de diagnosticar. La testosterona baja también puede tener un gran impacto dentro del cuerpo.

DETECCIÓN TEMPRANA:
LA CLAVE DEL ANTIENVEJECIMIENTO

Solo porque te han dicho que tus hormonas son normales, esto no quiere decir que estén optimizadas. Los síntomas del desequilibrio hormonal pueden ser vagos, y frecuentemente son mal diagnosticados o ignorados. Mi recomendación es someterse a un perfil hormonal a través de análisis de sangre, pruebas de saliva o análisis de suero sanguíneo o de orina para tener la información adecuada y poder tratar cualquier desequilibrio. Algunos de los síntomas más comunes son fatiga, insomnio, aumento de peso, dificultad para concentrarse, disminución del rendimiento sexual, incapacidad para mantener la masa muscular, depresión, ansiedad, diabetes, enfermedad cardíaca y osteoporosis.

Aunque es importante hacernos un análisis para confirmar cualquier desequilibrio, una buena evaluación previa consiste en simplemente prestar atención a tu cuerpo. Utiliza esta tabla para verificar los síntomas, y si contestas de manera afirmativa a alguno de los siguientes, habla con tu médico para confirmar el diagnóstico e iniciar cualquier terapia necesaria:

Cansancio	Sí	No
Desequilibrio emocional	Sí	No
Falta de habilidad mental	Sí	No
Disminución del deseo sexual	Sí	No
Sudor excesivo	Sí	No
Aumento de peso	Sí	No
Problemas de sueño	Sí	No
Pérdida de masa muscular	Sí	No
Pérdida del cabello	Sí	No
Dolor en las articulaciones o musculares	Sí	No
Frío constante	Sí	No
Piel seca y arrugada	Sí	No

LAS PRINCIPALES HORMONAS Y SUS EFECTOS

Insulina

Tener niveles altos de insulina puede acelerar el envejecimiento. El exceso de insulina ocurre cuando consumimos muchos alimentos con gran contenido de azúcar, como pasteles, pastas blancas, arroz blanco y jugos de fruta, que causan un aumento drástico de azúcar en la sangre. Limitar el consumo de estos alimentos, además de reducir los niveles de insulina, también reduce la ingesta de calorías. Como ya hemos visto, consumir menos calorías puede ayudar a reducir las señales de la edad, disminuir nuestra probabilidad de contraer enfermedades crónicas y prolongar la vida útil. Algunas investigaciones médicas indican que el factor principal que lleva a estos beneficios es la disminución de los niveles de insulina en el cuerpo. Para regular los niveles de insulina, recomiendo:

- Tomar suplementos de cromo o ácido linoleico conjugado (CLA) para mejorar la sensibilidade a la insulina y reducir los niveles en el cuerpo.
- Dormir lo suficiente.

Cortisol

El estrés no solo tiene efectos en nuestra mente y estado de ánimo, también envejece nuestras células. Se han realizado estudios con ratas de laboratorio que revelan que el cortisol —una hormona que se produce cuando estamos estresados— causa pérdida de colágeno en la piel. Por esto, el estrés es una de las causas principales de la piel opaca y delgada y de la flacidez. Para regular el cortisol, recomiendo:

- Tomar el suplemento Relora. Para un mejor resultado, toma dos pastillas por la noche y una en la mañana.

Estrógeno

El estrógeno es la hormona sexual femenina y tiene un gran impacto en el aspecto de la piel. Antes de la menopausia, el estrógeno se produce en los ovarios y después en las glándulas suprarrenales. Es normal que los niveles de esta hormona comiencen a disminuir a lo largo de los 40, aunque para algunas mujeres, especialmente las que son muy delgadas, esto puede ocurrir antes. Esta disminución hace que se produzca menos colágeno y elastina, por lo que la piel se hace más delgada y menos elástica, y esto provoca arrugas y flacidez. Llevar un estilo de vida estresante, no dormir lo suficiente, tener una alimentación inadecuada y padecer enfermedades hace que las glándulas produzcan menos estrógeno.

Para combatir los efectos de la disminución del estrógeno después de la menopausia, recomiendo:

- Utilizar suplementos de estrógeno que ayuden a mantener el espesor, humedad, elasticidad y aspecto joven de la piel.
- Consumir fitoestrógenos como la linaza y productos de soja fermentados. Puedes agregar diariamente una porción de soja orgánica no transgénica con dos cucharadas de semillas de lino molidas a tus batidos o ensaladas.
- Consumir más verduras como el brócoli y las coles de Bruselas, que contienen indol, un compuesto que es esencial para el equilibrio saludable del estrógeno.
- Utilizar hormonas bioidénticas en forma de chip o cremas que contienen dos tipos de estrógeno (estriol y estradiol). Estos requieren prescripción médica de un proveedor de salud certificado.

Testosterona

La testosterona es la hormona sexual masculina, aunque tanto hombres como mujeres tienen algunos niveles de testosterona en el cuerpo. El exceso de testosterona puede causar problemas de acné en la cara, pecho y espalda. Con el avance de la edad, las mujeres normalmente experimentan una disminución de andrógenos y estrógenos, mientras los hombres experimentan un aumento de estrógeno y una disminución de testosterona. Esto hace que la piel se seque. Para la deficiencia de testosterona, recomiendo:

- Utilizar hierbas como *Tribulus terrestris*.
- Practicar ejercicio y entrenamiento de fuerza.
- Utilizar el chip o la crema de testosterona bioidéntica.
- En el caso de mujeres con niveles altos de testosterona, utilizar un suplemento de *saw palmetto* (palmito salvaje).

Dehidroepiandrosterona (DHEA)

La DHEA es una hormona que funciona como precursora de otras hormonas, como el estrógeno y la testosterona. La DHEA ayuda a combatir la piel seca y mejorar la hidratación, así como aumentar la producción de colágeno, haciendo que la piel parezca más suave y luzca más joven. Además, mejora la inmunidad de la piel y ayuda a la curación. Los niveles de DHEA declinan con la edad, y esto empeora con el estrés. Para regular los niveles de DHEA, recomiendo:

- Tomar suplementos de DHEA. Sin embargo, tiene riesgos y es importante establecer una deficiencia clara a través de una evaluación médica y consultar a un profesional de la salud antes de tomar cualquier suplemento.

Melatonina

La melatonina y la seratonina, conocidas como "hormonas felices", se producen en nuestra piel a través de aminoácidos. La melatonina es una hormona antioxidante que está relacionada con el crecimiento del cabello, la protección contra los rayos UVA y el melanoma, y la reparación de la piel quemada o dañada. Para fomentar la producción de melatonina:

- Asegúrate de tener una alimentación adecuada. La producción de melatonina se dificulta si no incluímos suficiente proteína en nuestras dietas.

- Utiliza aplicaciones tópicas u orales. Esto ayuda a protegernos de los agentes estresantes ambientales e internos. Si vas a tomar un suplemento, recomiendo 3 mg por vía sublingual a las 8 o 9 de la noche.

Progesterona

¿Alguna vez te has preguntado por qué las mujeres embarazadas tienen ese brillo particular? El secreto es la progesterona, una hormona revitalizadora que aumenta durante el embarazo y tiene enormes beneficios para la elasticidad y la circulación de la piel. Los niveles de progesterona suelen declinar en las mujeres a mediados o finales de los 30, con la menopausia y con el estrés. Esto hace que la piel tome un aspecto opaco y sin lustre. Además, los niveles bajos de progesterona se asocian con el síndrome premenstrual, la enfermedad fibroquística de las mamas, la infertilidad, el aumento del riesgo y la incidencia del aborto espontáneo y el síndrome ovárico poliquístico. En los hombres se asocia con afecciones de la próstata.

Para regular los niveles de progesterona:

- Toma medidas para manejar el estrés y dormir bien.
- Utiliza aceite de onagra y hierbas como *chasteberry* o cremas naturales con progesterona.

Hormona del crecimiento

Si tienes la piel flácida en las mejillas, la barbilla o por encima de las rodillas, es probable que tengas bajos niveles de la hormona del crecimiento. Esta hormona es esencial para la reparación de las células de la piel y la prevención de la flacidez. Con el paso del tiempo, los niveles de la hormona del crecimiento en nuestro cuerpo tienden a disminuir, por lo que recomiendo:

- Hacer ejercicio, dormir bien y consumir suficiente proteína. La producción de esta hormona está estrechamente ligada a nuestros hábitos de ejercicio y nutrición.
- Tomar suplementos de la hormona, lo cual puede revertir los efectos del envejecimiento.

OTROS TRASTORNOS HORMONALES ASOCIADOS CON EL ENVEJECIMIENTO

Síndrome metabólico

El síndrome metabólico puede tener efectos que aumentan el riesgo de cardiopatía, accidente cerebrovascular y diabetes, obesidad, presión arterial alta, niveles elevados de azúcar en la sangre y de triglicéridos. Aparte de la obesidad, hay pocos síntomas prematuros del síndrome metabólico, aunque la diabetes tipo 2 y la presión arterial alta indican un síndrome metabólico avanzado. Las personas con síndrome metabólico pueden reducirlo a través de cambios en el estilo de vida: realizar ejercicio físico, modificar la dieta, monitorear la glucosa en la sangre, dejar de fumar y tener medicación antidiabética. También se ha demostrado que una dieta basada en plantas puede ayudar a controlar el síndrome metabólico.

Trastornos tiroideos

La tiroides es una glándula en forma de mariposa que se encuentra en el cuello, justo debajo de la nuez, y envuelve la tráquea. Esta glándula regula muchos procesos metabólicos en todo el cuerpo y requiere yodo para producir hormonas. Cuando la tiroides no funciona adecuadamente, se puede presentar un gran número de trastornos, como el hipotiroidismo, hipertiroidismo, bocio, nódulos tiroideos y cáncer de tiroides. Sin embargo, la más frecuente es el hipotiroidismo, que sucede cuando esta glándula no produce suficiente hormona tiroidea y causa fatiga, deficiencia de concentración, piel seca, estreñimiento, sensación de frío, retención de líquidos, dolores musculares y depresión. Este trastorno debe ser regulado y evaluado por un profesional de la salud, ya que puede tener consecuencias serias para la salud y el funcionamiento del cuerpo.

Fatiga suprarrenal

El uso de este término puede ser polémico entre algunos profesionales de la salud, pero la fatiga suprarrenal ocasiona menor producción de muchas hormonas y varios neurotransmisores. Este trastorno afecta a cada persona de manera diferente y puede dañar muchísimas partes del cuerpo. Sus síntomas son amplios y variados, por lo que muchas veces puede ser difícil de diagnosticar. Entre los síntomas más comunes están la dificultad extrema para despertarse por la mañana, sentirse muy agotado durante el día, tener tolerancia muy baja para cualquier estrés, experimentar antojos incontrolables por alimentos salados, debilitación del sistema inmunitario, ansiedad, baja libido, aumento de peso, mala circulación, depresión, círculos oscuros debajo de los ojos, problemas respiratorios e hipertensión.

Una de las causas principales de la fatiga suprarrenal es la falta de sueño y de descanso adecuado por un tiempo prolongado. En las primeras etapas de la fatiga suprarrenal, el estrés puede causar la interrupción del cortisol y otros ciclos hormonales. Sin embargo, en las etapas posteriores, las glándulas adrenales se incapacitan y no suministran la cantidad adecuada de cortisol. Esto puede hacer que tengamos niveles más altos de energía por la tarde, lo que lleva al insomnio y malos hábitos de alimentación.

LA OPTIMIZACIÓN HORMONAL BIOIDÉNTICA

La terapia de optimización hormonal bioidéntica es un método natural y simple para contrarrestar los síntomas del desequilibrio hormonal, como el agotamiento, estrés, dificultad para concentrarse, pérdida de peso, trastornos de sueño y más. Las hormonas bioidénticas son hormonas producidas en laboratorios con ingredientes vegetales y que funcionan en el cuerpo de la misma manera que las hormonas humanas, por lo que a veces se les llama "hormonas naturales". Aunque existen muchos métodos y productos como cremas, parches y pastillas, en mi opinión y experiencia profesional la optimización hormonal bioidéntica mediante la inserción de un chip es la manera más conveniente y precisa para reestablecer el balance hormonal.

¿Qué es el chip de hormonas bioidénticas? En realidad es una terapia sencilla: un chip especializado según las necesidades del paciente —el sexo, edad, peso, condiciones preexistentes, etcétera— se inserta en el cuerpo. Este chip suelta una dosis constante de hormonas dentro de la sangre y el cuerpo absorbe lo que necesita. Esta terapia previene las fluctuaciones en los niveles de hormonas que pueden causar otros métodos. Además, como las hormonas tienen la misma composición molecular que las que produce el cuerpo, es más fácil que el organismo las acepte y absorba. El chip comienza a funcionar de siete a diez días después de su inserción y se absorbe completamente después de cuatro o cinco meses, cuando se vuelve a evaluar al paciente para generar un nuevo chip y seguir con la terapia.

LA OPTIMIZACIÓN HORMONAL Y EL RIESGO DE CÁNCER

¿Alguna vez has oído que la optimización hormonal causa cáncer? Muchas investigaciones científicas desmienten esta creencia; si fuera así, los cambios hormonales de la adolescencia nos provocarían cáncer desde muy jóvenes. Sin embargo, la optimización hormonal sí puede hacer que un cáncer *ya existente* crezca más rápido, especialmente si se trata de un cáncer dependiente de hormonas, como algunos tipos de cáncer de seno. Por eso, es importante realizar estudios antes de comenzar con cualquier tipo de terapia hormonal. A las mujeres se les practica una mamografía y un Papanicolau anual, mientras que a los hombres se les miden los niveles de antígeno prostático. Si existe alguna alteración, un especialista puede evaluar y aprobar la terapia. Al igual que cualquier terapia médica, la optimización hormonal tiene complicaciones potenciales, como las cardiovasculares, infertilidad y acné, por lo que es importante tener la evaluación y aprobación de un profesional de salud certificado.

Tener un equilibrio hormonal adecuado no solo te ayudará a frenar el proceso de envejecimiento, sino que te hará sentir mucho mejor, con más energía y mejor funcionamiento del cuerpo en general. Asegúrate de acudir a un especialista si sientes que tienes algún desequilibrio. Para prevenir estos trastornos, recuerda la importancia de mantener una buena alimentación, dormir lo suficiente y hacer ejercicio físico.

ASÍ QUE YA SABES...

- Las hormonas regulan muchos de los procesos principales de nuestro cuerpo.
- Muchas veces los desequilibrios hormonales no se diagnostican adecuadamente. Si crees que tienes algún desequilibrio, hazte los análisis necesarios.
- La menopausia es la razón principal para el desequilibrio hormonal en las mujeres.
- Muchos desequilibrios hormonales se pueden tratar a través de la alimentación y buenos hábitos, pero también se pueden utilizar suplementos.
- El chip bioidéntico es una de las terapias más eficaces para equilibrar las hormonas.
- Asegúrate de consultar a un profesional de salud antes de tomar cualquier terapia hormonal.

9

PRODUCTOS PARA PREVENIR EL ENVEJECIMIENTO DE LA PIEL

Me limpio la cara con aceite de rosa mosqueta
y uso cremas hidratantes a diario.
Esto lo aprendí de mi madre y es mi
manera de mantener mi piel saludable.
—PAULINA SODI, periodista

Como ya he mencionado, una de las señales más notables de la juventud y la salud es una piel sana y radiante. Con la edad y la exposición al sol, la producción de colágeno disminuye y esto causa flacidez, arrugas y manchas en la piel. Esto aumenta cuando se conjuga con otros factores que contribuyen al adelgazamiento de la piel, como la menopausia o algunos medicamentos que adelgazan la piel, como los esteroides orales, esteroides tópicos y algunos anticoagulantes, incluida la aspirina.

IMPORTANCIA DE UNA RUTINA ADECUADA PARA LA PIEL

Cuidar nuestra piel es una parte fundamental de cualquier régimen de antienvejecimiento y para mantener un aspecto joven y saludable a pesar de los años. ¡Pero la piel sana no solamente es importante en términos estéticos! Recuerda que la piel funciona como una barrera entre el cuerpo y todos los daños potenciales del mundo exterior. El tratamiento adecuado de la piel refuerza esta barrera a cualquier edad, así que encontrar la rutina adecuada para tu piel es de suma importancia. Una rutina básica de cuidado de la piel debe incluir lo siguiente:

1. **Jabón o limpiador.** El primer paso es quitar todo lo que se acumula en tu piel durante las actividades del día: el maquillaje, la tierra, la contaminación y la grasa.

2. **Humectante.** Una piel bien humectada lucirá más joven y con más elasticidad.

3. **Exfoliante.** Exfoliar tu cara ayuda al proceso natural de renovación de las células, que mantiene la piel firme y joven.

4. **Protector solar.** El daño del sol es la causa principal de las señales de vejez en la piel, como las manchas y las arrugas. Es importantísimo utilizar todos los días protector de SPF 30 o más.

5. **Complementos.** Dependiendo de tu edad y las necesidades específicas de tu piel, existen complementos que puedes integrar a tu rutina diaria para tratar o prevenir, por ejemplo, el acné, las arrugas o el exceso de grasa, entre otros. Algunos de estos son los retinoides, los antioxidantes y los tónicos.

En este capítulo hablaremos sobre los productos tópicos que nos pueden ayudar a prevenir o retrasar el proceso de envejecimiento de la piel. También te daré mis recomendaciones sobre cómo integrar una rutina de belleza diaria y cómo escoger los mejores productos según tu tipo de piel.

Limpiadores

Antes de utilizar cualquier producto tópico en la piel, es importante quitar toda la tierra, grasa, maquillaje y cualquier otro residuo que pueda interferir con su absorción. En esta categoría se incluyen los jabones, tónicos y productos tensoactivos.

Jabones

Cuando elijas un jabón para la cara, lo más importante es tener en cuenta la alcalinidad del producto. La alcalinidad es la capacidad que tiene de neutralizar un ácido. Nuestra piel es ligeramente ácida, ya que tiene una delgada capa protectora en la superficie que se conoce como manto ácido. Esta acidez ligera controla la reproducción de bacterias para evitar problemas en la piel.

Cuando nos lavamos la cara, nuestra piel se vuelve más alcalina y se puede desequilibrar la barrera ácida. Por eso, encontrar un jabón con la alcalinidad adecuada es importante para no causar problemas como irritación, resequedad o acné. Busca un jabón con un pH de 4.5 a 6.0, que se aproxima al pH natural de la piel, que generalmente es de 5.5.

Tónicos

Los tónicos también ayudan a limpiar la piel y mantener su pH equilibrado, especialmente los que contienen ingredientes como hamamelis, *aloe vera*, rosa y limón. En pieles jóvenes propensas al acné, utilizar un tónico diario puede tener muchos beneficios de limpieza. Sin embargo, en pieles más maduras el tónico puede

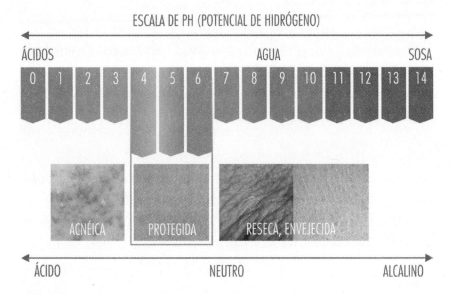

ESCALA DE PH (POTENCIAL DE HIDRÓGENO)

ÁCIDOS   AGUA   SOSA

0   1   2   3   4   5   6   7   8   9   10   11   12   13   14

ACNÉICA   PROTEGIDA   RESECA, ENVEJECIDA

ÁCIDO   NEUTRO   ALCALINO

causar resequedad y la aparición temprana de líneas de expresión, por lo que recomiendo utilizar un suero o crema humectante inmediatamente después del tónico.

Productos tensoactivos

Los tensoactivos o surfactantes son ingredientes en los productos que los hacen espumosos. Muchas personas creen que la cantidad de espuma que produce un limpiador es una indicación de su eficacia al momento de limpiar, pero en realidad la espuma tiene mucho más que ver con la estética del producto, que con su potencial de limpieza. Todos los ingredientes que contienen las palabras sulfato o sulfosuccinato o el prefijo *sarco* indican una limpieza profunda y una espuma gruesa y lujosa. Algunas alternativas más leves que funcionan mejor para pieles sensibles, que no toleran tensoactivos fuertes, son ingredientes que contienen palabras como AMPHO o el sufijo en inglés *taine*.

Humectantes

Además de aumentar el contenido de agua en la piel, los humectantes protegen y ayudan al proceso de desprendimiento que hace que la piel parezca más suave. Los humectantes atraen el agua de las capas más profundas de la piel a la más superficial, aumentando el contenido de agua en la superficie. Cuando esta humedad alcanza valores superiores a 70 por ciento, los humectantes también pueden atraer agua de la atmósfera hacia la piel. Hay una cantidad enorme de humectantes en el mercado, y la mayoría afirman tener propiedades milagrosas que ningún otro tiene. ¿Cómo puedes elegir el humectante adecuado entre tantas opciones? Yo recomiendo fijarse en los ingredientes clave con funciones hidratantes:

- **Glicerina:** la glicerina promueve la descamación más uniforme de la piel, lo que hace que la capa externa se desprenda para que la piel se renueve y tenga un aspecto más liso.
- **Oclusivos:** los ingredientes oclusivos aumentan el contenido de agua de la piel al prevenir la evaporación de la humedad de la superficie de la piel. Tienen una consistencia grasosa y funcionan mejor cuando se aplican a la piel húmeda. Los ingredientes más comunes de esta categoría son la cera de abeja, triglicérido caprílico/cáprico, ciclometicona, dimeticona, parafina y propilenglicol oleato. A menudo se utiliza el aceite mineral, ya que tiene una textura agradable, pero no es tan eficaz como otros ingredientes para prevenir la evaporación del agua. Los derivados del silicón (dimeticona y ciclometicona) no son grasosos, pero tienen un efecto hidratante limitado. A menudo se añaden al petróleo para que se sienta menos grasoso.
- **Emolientes:** estos ingredientes permanecen en la superficie de la piel y actúan como lubricantes, ayudando a mantener

la apariencia suave y flexible de la piel. Los emolientes funcionan para rellenar las hendiduras que se crean en la piel durante la descamación y le dan a la piel una sensación de suavidad.

- **Ingredientes misceláneos:** dependiendo del humectante, se pueden agregar ingredientes misceláneos que buscan un efecto específico en la piel, por ejemplo, mejorar la apariencia de la piel seca o dañada. Algunos de los ingredientes más comunes son los tocoferoles y el ácido ascórbico, que frenan la oxidación de la piel, así como el ácido cítrico, ácido tartárico y el EDTA, que mejoran los efectos antioxidantes de otros ingredientes.

INGREDIENTES HUMECTANTES		
Ingrediente	Más común	Más efectivo
Lactato de amonio	✓	✓
Butilenglicol	✓	
Glicerina	✓	✓
Ácido hialurónico	✓	✓
Glicerol	✓	
Lactato de sodio		✓
Sodio PCA	✓	✓
Urea	✓	

SPF Y BLOQUEADORES SOLARES

¿Sabías que alrededor de 80 por ciento del envejecimiento de la piel se debe al sol? El fotoenvejecimiento es el daño que se presenta en la piel por la radiación UVA y UVB del sol.

La luz UVB penetra la capa externa de la piel, la epidermis, y se considera un mutágeno directo del ADN que daña la elastina y el colágeno y causa arrugas superficiales en la piel. En esta capa de la piel se encuentran los melanocitos, unas células que producen la melanina, un pigmento de la piel. Así, la exposición a rayos UVB desarrolla el bronceado de la piel, así como las pecas y las manchas oscuras. Aunque muchos desean estar bronceados, ¡estos son signos de envejecimiento! Con el tiempo, la exposición a rayos UVB puede provocar cáncer o lesiones precancerosas.

Por su parte, la radiación UVA penetra en capas más profundas de la piel, de manera que daña tanto la epidermis como la dermis. La dermis es la capa más gruesa y se compone de colágeno, elastina y la matriz extrafibrilar, que es el sistema de apoyo estructural

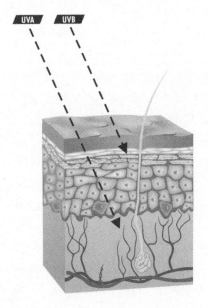

de la piel. El daño de la dermis provoca arrugas más pronunciadas. La dermis también contiene vasos sanguíneos, por lo que la exposición a los rayos UVA puede causar vasos sanguíneos dilatados o rotos en la nariz y las mejillas. Además, los rayos UVA dañan el ADN indirectamente a través de la generación de especies de oxígeno reactivo, que dañan el ADN celular, los lípidos y las proteínas.

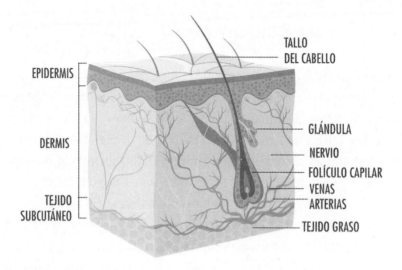

EPIDERMIS

DERMIS

TEJIDO SUBCUTÁNEO

TALLO DEL CABELLO

GLÁNDULA

NERVIO

FOLÍCULO CAPILAR

VENAS

ARTERIAS

TEJIDO GRASO

Tener demasiada exposición al sol provoca quemaduras, y la exposición crónica a lo largo del tiempo, aunque no aparezcan quemaduras o enrojecimiento ni dolor, también tiene efectos negativos. Recomiendo usar un protector solar todos los días sin importar lo que vayamos a hacer, ya sea trabajar, relajarnos o cualquier otra actividad, aun si no vamos a pasar mucho tiempo en el exterior.

¿Cómo funciona el sistema SPF?

El sistema de factor de protección solar, o SPF (por sus siglas en inglés), es una medición del tiempo que el protector solar aislará tu piel de los rayos UVB, en comparación con el tiempo en el que la piel se enrojecería o quemaría sin protección solar. Por ejemplo, si tu piel tarda unos 20 minutos en empezar a enrojecer o quemarse, en teoría un protector solar de SPF-15 debe prevenir el enrojecimiento y la quemadura de la piel 15 veces más, o alrededor de cinco horas.

¿Entonces un protector solar con SPF más alto te da más protección? Eso depende de si lo usas bien. En primer lugar, es importante aplicarse suficiente. La mayoría de las personas utilizan el protector solar con demasiada moderación; debes aplicar una capa gruesa sobre la piel para que funcione correctamente. En segundo lugar, debemos aplicar el protector de nuevo frecuentemente, especialmente después de mojarnos.

Recuerda: el sistema SPF se refiere a la exposición a la quemadura solar de los rayos UVB; más SPF no necesariamente significa que el protector brinda protección adecuada contra la radiación UVA. Como verás a continuación, hay muy poca diferencia entre la protección agregada con más SPF. Sin embargo, eso no quiere decir que no valga la pena, ya que la exposición solar repetida, aunque sea en pequeñas cantidades, puede causar mucho daño.

- SPF 15 significa que 1/15 de los rayos UVB consiguen atravesar la piel, bloqueando aproximadamente 93 por ciento.
- SPF 30 significa que 1/30 de los rayos UVB consiguen atravesar la piel, bloqueando aproximadamente 97 por ciento.
- SPF 50 significa que 1/50 de los rayos UVB consiguen atravesar la piel, bloqueando aproximadamente 98 por ciento .
- Ningún protector solar bloquea el cien por ciento de los rayos UV dañinos, así que recomiendo incorporar hábitos de exposición segura al sol.
- Utiliza sombrero, manga larga y prendas de pierna larga.
- Cuando sea posible, evita la exposición directa al sol.
- Aplica el protector solar liberalmente y en capas gruesas sobre la piel.
- Recuerda que la arena, la nieve y el agua intensifican la exposición al sol, ya que los rayos se reflejan en la superficie.
- Un día nublado no quiere decir que estés menos expuesto al sol.

Ingredientes en los bloqueadores y protectores solares

En los Estados Unidos, la FDA ha aprobado un total de 17 ingredientes para los protectores y bloqueadores solares. Entre ellos se encuentran:

- **Avobenzona (Parsol 1789).** Muchos productos nuevos contienen Parsol 1789, y son muy efectivos y menos irritantes.
- **Benzofenonas (oxibenzona, dioxibenzona).** Se han utilizado en protectores solares por 50 años, pero pueden causar algunas irritaciones.
- **Los cinamatos (cinoxato, metoxinamato de octilo, octocrileno).** Absorben la radiación UVB y a menudo se encuentran en maquillajes líquidos que tienen un factor SPF.
- **Ecamsula (mexoryl SX).** Es un compuesto orgánico que tiene un amplio espectro de absorbencia UV. Es exclusivo de L'Oréal y sus marcas.
- **PABA (ácido paraaminobenzoico).** Se utilizó principalmente a inicios de la década de 1970 y fue el primer verdadero bloqueador solar disponible comercialmente. El PABA frecuentemente causa reacciones alérgicas, por lo que ya no es tan común. Aunque aún se utilizan productos químicos relacionados, ahora muchos protectores solares son libres de PABA.
- **Salicilatos (salicilato de etilhexilo, homosalato, salicilato de octilo).** Son amortiguadores de UVB débiles y generalmente se utilizan en combinación con otros filtros de rayos UV.
- **Dióxido de titanio.** Se encuentra en casi todos los protectores solares. Es un bloqueador de la luz UV y tiene fuertes capacidades absorbentes.
- **Óxido de zinc.** Absorbe los rayos UVA y UVB y se puede utilizar en ungüentos, cremas y lociones para protegerse contra quemaduras solares y otros daños en la piel. Es el

espectro más amplio de absorción de rayos UVA y UVB que está aprobado por la FDA para uso en protectores solares.

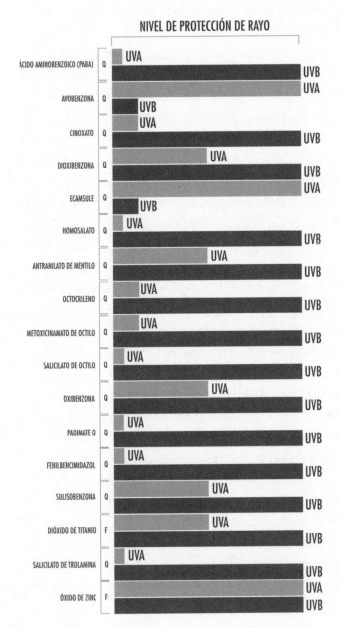

NIVEL DE PROTECCIÓN DE RAYO

ÁCIDO AMINOBENZOICO (PABA) — Q — UVA / UVB
AVOBENZONA — Q — UVA / UVB
CINOXATO — Q — UVA / UVB
DIOXIBENZONA — Q — UVA / UVB
ECAMSULE — Q — UVA / UVB
HOMOSALATO — Q — UVA / UVB
ANTRANILATO DE MENTILO — Q — UVA / UVB
OCTOCRILENO — Q — UVA / UVB
METOXICINAMATO DE OCTILO — Q — UVA / UVB
SALICILATO DE OCTILO — Q — UVA / UVB
OXIBENZONA — Q — UVA / UVB
PADIMATE O — Q — UVA / UVB
FENILBENCIMIDAZOL — Q — UVA / UVB
SULISOBENZONA — Q — UVA / UVB
DIÓXIDO DE TITANIO — F — UVA / UVB
SALICILATO DE TROLAMINA — Q — UVA / UVB
ÓXIDO DE ZINC — F — UVA / UVB

LEYENDA:
Q: QUÍMICO   F: FÍSICO

Exfoliantes

Los productos exfoliantes son una manera de apresurar el proceso natural de renovación de la piel. Cuando se hace correctamente, la exfoliación ayuda a lucir una piel sana y radiante por mucho tiempo. Existen dos tipos de exfoliantes: físicos y químicos.

Los exfoliantes físicos, o *scrubs*, funcionan restregando la capa superior de las células muertas. A muchos nos encantan estos tipos de exfoliantes porque sentir que nos estamos exfoliando físicamente con las manos da algo de satisfacción. ¡Pero esto no siempre es una buena idea! En primer lugar, muchos productos exfoliantes físicos contienen microesferas de plástico, que son súper dañinas para el medio ambiente. El objetivo de los exfoliantes es aflojar o romper los lazos entre las células de la piel. Esto sucede en una escala muy pequeña, pero al aplicar exfoliantes físicos es muy fácil dañar o irritar la piel, causando pequeñas heridas. Así que, antes de exfoliarte por pura curiosidad o porque viste algún producto nuevo anunciado, ten en cuenta que a veces puede producir el efecto contrario al que deseas, especialmente si tu piel tiene mucho acné o resequedad.

Por otro lado, los exfoliantes químicos se dividen en dos categorías: alfa-hidroxiácidos (AHAs) y beta-hidroxiácidos (BHAs). Los BHAs son recomendables para personas con piel aceitosa o con acné, porque son solubles en aceite. El BHA más común es el ácido salicílico, que se encuentra en muchos productos comerciales antiacné. Los AHAs son más aptos para personas con piel seca porque actúan como un humectante. Los AHAs vienen en muchas variedades: ácido láctico, ácido glicólico, ácido mandélico y otros. Mi recomendación es el ácido glicólico porque tiene propiedades humectantes, acelera la rotación celular, estimula la actividad más profunda de la piel y conduce a una mayor producción del colágeno, lo que previene las arrugas.

Si tienes 20 años, tu piel probablemente sigue produciendo células con regularidad, y aún no es necesario que te exfolies. Pero si ya has pasado esta edad, un exfoliante químico es una gran manera de mantener tu piel joven y radiante. Recuerda que la piel es un órgano y no solo cumple una función estética, sino que tiene un mayor propósito: proteger tu cuerpo. Cuando exfoliamos, astillamos las defensas del cuerpo, por eso es importante hacerlo de la manera adecuada y sin exceso.

Estas son mis recomendaciones para integrar un exfoliante a tu rutina de belleza y cuidado de la piel:

- Asegúrate de utilizar un buen humectante. Si tu piel no está bien hidratada, un exfoliante puede causar irritación y hacerla sensible y reseca. Combina el uso del humectante con el exfoliante para obtener mejores resultados.
- Busca un exfoliante químico con ácido glicólico.
- Si tienes problemas de acné o afecciones de la piel como eczema, rosácea o trastornos más serios, consulta a un especialista antes de utilizar cualquier exfoliante. Aunque la mayoría de los exfoliantes químicos son bastante suaves, pueden irritar la piel sensible o dañada, y no son lo suficientemente fuertes para tratar problemas más graves.
- Utiliza el exfoliante solo una o dos veces por semana. Aunque esto contradice la mayoría de las instrucciones de uso de los productos, muchos de mis pacientes tienden a exfoliarse de más, y esto ocasiona más problemas. Recuerda que solo estamos complementando el proceso natural de regeneración de la piel. Como decía mi padre: ¡Bueno es lo bueno, pero no lo demasiado!
- Comienza lentamente e integra el exfoliante a tu rutina poco a poco. Puedes realizar una prueba de alergia para

nuevos productos a través de un parche en la parte interna del brazo o detrás de la oreja.

- Utiliza el exfoliante dos o tres veces por semana en el caso de sueros, y una vez a la semana si es en forma de mascarilla. Acuérdate que más no siempre es mejor.
- Los exfoliantes químicos aumentan la sensibilidad de la piel a la luz solar, así que asegúrate de utilizar todos los días un protector con SPF 30 o más.

FACTORES DE CRECIMIENTO

Los factores de crecimiento son sustancias naturales, la mayoría proteicas, producidas por las células de la piel y ayudan a mantenerla sana, repararla, proporcionarle firmeza y elasticidad y protegerla. Los factores de crecimiento no son lo mismo que las hormonas del crecimiento. Con el paso del tiempo y el daño a la piel, esta comienza a producir menos, por lo que recomiendo utilizar regularmente productos de cuidado de la piel con una concentración alta de factores de crecimiento estables.

En la última década se han creado y comercializado varias fuentes de factores de crecimiento, ya sea cultivadas en un laboratorio de células de la piel, células madre de médula ósea o células madre grasas, extraídas de la sangre a través de plasma o de otros organismos como caracoles o algunas plantas. Aunque todas las células pueden producir factores de crecimiento, la composición de la mezcla del factor de crecimiento es ideal para la salud de las células que lo producen. Por ejemplo, las células madre grasas producen factores de crecimiento que ayudan al funcionamiento de las células grasas, las células madre de médula ósea producen factores de crecimiento que ayudan al funcionamiento de la médula ósea, etc. Por lo tanto, los factores de crecimiento ideales los producen las células de la piel, llamadas fibroblastos, cuya función principal es producir los componentes necesarios para el funcionamiento de la piel.

RETINOIDES

Los retinoides son compuestos químicos relacionados con la vitamina A que tienen muchísimos beneficios para la apariencia de la piel: ayudan a renovar las células, refuerzan el grosor y la elasticidad, frenan la descomposición del colágeno y contribuyen a eliminar las manchas causadas por la exposición al sol. Sin embargo, el uso tópico del retinol comúnmente causa descamación, irritación y enrojecimiento de la piel, por lo que recomiendo empezar aplicándolo dos o tres días por semana, e incrementar la frecuencia lentamente hasta que la piel lo pueda tolerar todos los días. Solo necesitas una cantidad pequeña, del tamaño de un chícharo.

En algunos casos, algún profesional de la salud podrá recetar tretinoína. Es importante seguir al pie de la letra las indicaciones de la receta y preguntar si se deben evitar otros medicamentos al mismo tiempo. Combinar la tretinoína con ciertos medicamentos, como diuréticos o antibióticos, puede hacer que la piel sea más sensible a la luz. Asegúrate de usar suficiente protector solar (SPF 30 o más) y evitar la exposición al sol, especialmente entre las 10 a. m. y 2 p. m. Siempre les digo a mis pacientes: ¡De nada sirve invertir en tratar el daño solar si no te vas a proteger del sol!

ANTIOXIDANTES

Los antioxidantes tópicos son sustancias que previenen que los radicales libres destruyan el colágeno de nuestra piel, como la vitamina C, la vitamina E y el reservatrol. Muchos recomiendan aplicarlos por la mañana para defender la piel de daños ambientales de los que no nos protegen los protectores solares, como la contaminación o el humo del cigarro. Sin embargo, los beneficios de los antioxidantes son mayores cuando se aplican por la noche, antes de acostarnos. Esto es porque la luz del sol desactiva muchos antioxidantes, incluída la vitamina C. Si lo aplicamos en la mañana, los rayos del sol destruyen el antioxidante y la piel no lo absorbe correctamente. Algunas investigaciones demuestran que ciertos antioxidantes botánicos, como el extracto de café y el reservatrol, pueden intensificar los efectos de las cremas antiarrugas cuando se utilizan juntos en la noche. Muchos especialistas también recomiendan utilizar antioxidantes en combinación con retinoides, ya que los antioxidantes tienen propiedades antiinflamatorias y pueden contrarrestar la irritación y enrojecimiento que frecuentemente ocurre con las cremas de vitamina A. Los antioxidantes también pueden ayudar a quienes tienen rosácea o piel sensible.

BLANQUEADORES

Los blanqueadores, también conocidos como cremas aclaradoras o decolorantes, funcionan para reducir la melanina en la piel. Este tipo de producto se utiliza comúnmente para tratar manchas asociadas con la edad y los cambios hormonales, especialmente en las mujeres. Las cremas blanqueadoras son muy efectivas y se pueden comprar con o sin receta, dependiendo de la concentración del ingrediente activo en la crema.

El ingrediente activo más común en las cremas aclaradoras es la hidroquinona. La FDA regula en Estados Unidos el uso de la hidroquinona y limita su venta sin receta a productos que tienen hasta 2 por ciento, mientras los profesionales de la salud pueden

recetar o vender cremas aclaradoras con hasta 10 por ciento de hidroquinona. Otros ingredientes activos en este tipo de crema son
los esteroides y el ácido retinoico, que proviene de la vitamina A,
mientras algunos ingredientes naturales son el ácido kójico, que
proviene de un hongo, y la arbutina, que se encuentra en varias
plantas.

Como cualquier medicamento, los productos para aclarar la
piel tienen algunos riesgos. Asegúrate de leer la etiqueta y fijarte
en el origen del producto antes de comprar cualquier aclarador.
Busca un producto que no contenga mercurio, un agente tóxico
que puede causar problemas psiquiátricos, neurológicos y renales. Las mujeres embarazadas que utilizan aclaradores de piel con
mercurio pueden pasarle el mercurio al feto. Aunque el uso de
mercurio en estos productos está prohibido en Estados Unidos,
algunos productos extranjeros podrían contenerlo, así que ten
cuidado. Algunos otros riesgos son:

- Envejecimiento prematuro de la piel.
- Aumento en el riesgo de cáncer de piel por la exposición al
  sol. Recuerda utilizar protector solar siempre que uses un
  aclarador.
- Los esteroides en algunos aclaradores de la piel pueden aumentar el riesgo de infecciones, adelgazamiento de la piel,
  acné y mala cicatrización de heridas.
- La aplicación de esteroides a grandes áreas de la piel puede
  aumentar el riesgo de problemas de salud relacionados con
  esteroides que se absorben en el cuerpo.
- La hidroquinona puede causar decoloración de la piel no
  deseada e intratable (ocronosis).
- Varios agentes blanqueadores, incluidos los ingredientes
  naturales, pueden causar irritación de la piel o reacción
  alérgica.

Siempre consulta con tu proveedor de salud antes de incluir cualquier crema aclaradora en tu rutina. ¡Asegúrate de seguir al pie de la letra las instrucciones para su uso y evitar cualquier complicación!

PEELINGS

Las exfoliaciones químicas, o *peelings*, las han utilizado los dermatólogos por mucho tiempo para mejorar el aspecto de la piel. Un *peeling* consiste en la aplicación de soluciones ácidas o —con menos frecuencia— básicas a la piel, causando la exfoliación de las capas. Esto elimina parte de la pigmentación y signos de daño solar, desobstruye los poros y estimula la producción de colágeno, dándole a la piel una apariencia fresca y rejuvenecida.

Existen varios tipos de *peelings* que se clasifican según sus ingredientes activos. Cada tipo tiene efectos secundarios diferentes, dependiendo de sus ingredientes, concentración y el tiempo que se deja sobre la piel. También se clasifican según la profundidad de exfoliación que causan. La mayoría son superficiales o ligeras, que exfolian la capa superior de la piel y a veces la segunda capa. Las exfoliaciones de profundidad media penetran en las capas profundas de la piel, mientras las exfoliaciones químicas profundas provocan la descamación en la parte más profunda de la dermis. La mayoría de las exfoliaciones de profundidad media y profunda se han sustituido por tratamientos con láser, que son más predecibles y eficaces. Las exfoliaciones químicas se pueden utilizar para tratar el fotoenvejecimiento, acné, hiperpigmentación, melasma y crecimientos precancerosos de la piel.

Harris County Public Library

Library name: HM
User name: ORTIZ,
CHRISTIAN ANTHONY

Date charged: 2/8/2020,12:56
Title: Joven para siempre :
descubre la llave del antien
Item ID: 34028099271240
Date due: 2/22/2020,23:59

You saved this much by using
your library today!: $14.95

To renew call: 713-747-4763
or visit: www.hcpl.net
Have library card number and
PIN to renew.

Exfoliaciones con ácido salicílico

El ácido salicílico es un BHA que se utiliza para tratar la piel grasa y propensa al acné. En los productos de farmacia de venta libre se utiliza en dosis bajas de hasta 2 por ciento. Los *peelings* de ácido salicílico tienen una concentración de 10 a 30 por ciento y se realizan en consultorios médicos. Como este ácido es soluble en aceite, penetra los poros de la piel y sirve para limpiarlos de tierra o impurezas, por lo que se utilizan para tratar problemas de acné. Las personas alérgicas a la aspirina deben evitar este tipo de exfoliación.

Exfoliaciones con ácido glicólico

El ácido glicólico es un AHA que se encuentra naturalmente en algunas frutas. Es el ingrediente activo utilizado con más frecuencia en concentraciones que van de 20 a 70 por ciento. Se utiliza frecuentemente para tratar las señales de daño leve del sol y para refrescar la piel y mejorar el tono o la decoloración. Al igual que el ácido salicílico, el ácido glicólico puede desobstruir los poros y combatir el acné. Sin embargo, el ácido glicólico puede tener efectos secundarios negativos si no se neutraliza después de unos minutos.

Exfoliaciones con ácido tricloroacético

El ácido tricloroacético (TCA) es un ingrediente activo más fuerte que el ácido glicólico o salicílico. Los *peelings* con una concentración de 10 a 30 por ciento de TCA se consideran superficiales, mientras que los que tienen de 35 a 50 por ciento se consideran de profundidad media. Este ingrediente se utiliza para reparar el daño del sol y eliminar algunas líneas y arrugas. Las exfoliaciones de profundidad media con TCA pueden tardar una semana o más en cicatrizar.

Exfoliaciones combinadas

Las exfoliaciones combinadas utilizan dos o más ingredientes activos. Hay varios *peelings* patentados disponibles comercialmente que combinan ingredientes como el ácido láctico, ácido cítrico y ácido mandélico. La solución de Jessner es un tipo particular de *peeling* combinado que incluye resorcinol, ácido salicílico, ácido láctico y etanol. Esta solución a veces se combina con TCA para un *peeling* de profundidad media.

Estas son mis recomendaciones para los *peelings* o exfoliaciones químicas:

- Dale tiempo a tu piel para descansar y recuperarse después de la exfoliación. Algunas exfoliaciones leves solo presentan algo de resequedad en la piel, pero algunas pueden tardar de uno a tres días en cicatrizar, mientras las de profundidad media pueden tardar entre siete y diez días.
- Asegúrate de que una persona cualificada y bien entrenada te realice la exfoliación, ya que algunas exfoliaciones pueden causar efectos secundarios, como la decoloración de la piel, infección o, en casos muy raros, cicatrices. El riesgo de efectos secundarios es menor en exfoliaciones ligeras, pero aumenta con las exfoliaciones medias y profundas.
- Para minimizar el riesgo de complicaciones, sigue al pie de la letra las instrucciones de cuidado posterior. Tu piel será más sensible al sol después de un *peeling*, por lo que es extremadamente importante que tomes las medidas adecuadas para proteger tu piel. La exposición después de un *peeling* puede causar la hiperpigmentación de la piel. Esto sucede especialmente entre personas con piel más oscura, que deberían evitar realizarse exfoliaciones químicas en temporada de verano.

- Por lo general, se requieren varios tratamientos de exfoliación química para lograr los resultados deseados. Normalmente se realizan entre tres y seis tratamientos con entre dos y cuatro semanas de diferencia, con tratamientos de mantenimiento posteriores para mantener los efectos.

INGREDIENTES QUE DEBEMOS EVITAR EN PRODUCTOS TÓPICOS

Además del ingrediente activo, muchos de los productos y cremas que utilizamos a diario tienen una lista interminable de ingredientes. La mayoría no tiene ningún beneficio para la piel, sino que se agregan para preservar la vida útil del producto o darle cierto tono o coloración. Es importante fijarnos en los ingredientes para evitar aquellos que dañan la piel.

Fragancia

La fragancia es un conjunto de componentes que se agregan a los productos para que tengan un olor agradable. Sin embargo, muchos de estos ingredientes son dañinos para la piel y producen efectos secundarios, especialmente para las personas con alergias o problemas respiratorios. Opta por fórmulas sin fragancia.

Colorante sintético

Los colores artificiales se agregan a los productos para darles cierta coloración o tono, pero no proporcionan ningún beneficio a la piel. Algunos estudios demuestran que pueden ser cancerígenos, por lo que están prohibidos en la Unión Europea. También pueden causar irritación y daños a la piel.

Parabenos

Los parabenos se agregan a las cremas y productos como ingrediente conservador para extender su vida útil. Desafortunadamente, los parabenos a menudo reaccionan con el estrógeno en las mujeres, y algunos estudios indican que aumentan el riesgo de cáncer de mama. Aunque la evidencia no es concluyente, es mejor evitar este ingrediente.

Formaldehído

¿Alguna vez diseccionaste un animal en la escuela? Si lo hiciste, probablemente conozcas el formaldehído, un conservante que se agrega comúnmente a las cremas para ojos para prevenir el crecimiento de bacterias. Aunque esta es una preocupación importante, el uso del formaldehído puede ser mucho más prejudicial, ya que puede causar reacciones alérgicas e incluso afectar al sistema inmunológico. Algunas investigaciones también han relacionado al formaldehído con ciertos tipos de cáncer de la piel.

Productos químicos de protección solar

Ya hemos hablado de la importancia de utilizar productos que protegen la piel contra los daños de los rayos UV del sol. Algunos productos contienen químicos que agregan un grado de protección SPF, pero la combinación de estos químicos con otros ingredientes no es buena para la piel. Como muchos de estos productos químicos son sintéticos, la piel los absorbe con facilidad, pero pueden provocar daño a las células, interrumpir el funcionamiento normal del sistema endocrino e incluso causar ciertos tipos de cáncer.

Aceites viscosos

Ciertos productos contienen aceites viscosos como aceites minerales, o incluso petróleo, que pueden obstruir los poros de la piel y alterar la capacidad natural de la piel de absorber la humedad, especialmente en la zona de los ojos.

Negro de carbono

Este es un color artificial que se encuentra a menudo en muchos productos para los ojos, especialmente en delineadores y sombras, ya que crea un tono oscuro. Sin embargo, la aplicación constante de este color puede dañar la piel e incluso causar cáncer.

Polvo de aluminio

El polvo de aluminio se encuentra en muchos productos para el cuidado de la piel y de protección solar, especialmente en productos de maquillaje para los ojos. Es una neurotoxina que puede afectar los órganos internos si se absorbe a través de la piel. Intenta evitar todos los polvos metálicos.

Metales pesados

Los metales comunes como el níquel, el cromo y el dióxido de titanio se encuentran en ciertas cremas y maquillajes para los ojos. Al igual que el polvo de aluminio, estos metales pesados se consideran una neurotoxina y se han vinculado al daño cerebral a largo plazo. Además, causan irritación y daños en la piel y reacciones alérgicas que pueden causar problemas respiratorios.

CADUCIDAD DE LOS PRODUCTOS TÓPICOS

Recuerda que los productos para la cara y cuerpo, al igual que la comida en tu refrigerador, tienen una fecha de caducidad. Es importante tirar los productos después del tiempo indicado, ya que pueden empezar a causar efectos indeseados. Hay tres cosas que debes buscar al considerar si un producto sigue sirviendo: si el producto se ve diferente que la primera vez que lo abriste, si hay un cambio en la textura, el color o el olor y si lo utilizaste sobre un área infectada. En caso afirmativo para cualesquiera de estas advertencias, es mejor deshacernos del producto y comprar uno nuevo. Aquí te doy algunas recomendaciones sobre la vida útil de los productos más importantes en tu rutina de cuidado de piel:

Protector solar

Aunque lo utilicemos todos los días, la mayoría de las personas no nos acabamos un bote grande de protector solar tan rápidamente; es probable que te quedes con el mismo protector varias temporadas. La vida útil del protector es de alrededor de dos años pero, aunque su vida útil sea larga, si expones el envase al calor o al sol, el ingrediente de protección solar activo y los ingredientes de vehículo se pueden descomponer, cambiando la consistencia de la loción y la efectividad de la protección. Piensa en tu protector como si fuera leche: si empieza a cambiar de tono o a oler raro, mejor consigue uno nuevo.

Jabones y limpiadores

Seguro que ya sabes que las pastillas de jabón y los geles de ducha duran mucho tiempo en el baño o guardados. ¿Pero es bueno usarlos después de tanto tiempo? Por lo general, los jabones y limpiadores tienen una larga vida útil, especialmente si siguen en su empaque. Después de abrirlos, duran alrededor de un año, con la excepción de los limpiadores cremosos, que se empiezan a descomponer, por los aceites que contienen. Para saber si todavía debes conservar un jabón o limpiador, utiliza el sentido común: si el color, olor o textura cambia o se ve mal, es hora de uno nuevo.

Humectantes

Muchos nos volvemos devotos de nuestra crema hidratante favorita, pero asegúrate de que tu humectante siga dándote los resultados que tanto te hicieron quererlo. Unbuen humectante dura hasta un año. Siempre y cuando se vea, sienta y huela igual, lo puedes seguir utilizando. Si notas un cambio, mejor compra una botella nueva.

Sérums

Unas pocas gotas de un buen sérum pueden marcar una gran diferencia en la textura, tez y juventud de las células, por eso los dermatólogos lo recomiendan ampliamente, especialmente a medida que envejecemos. Sin embargo, los sérums no duran tanto, especialmente cuando están abiertos. Aunque no dañarán tu piel, dejan de producir los resultados adecuados. La vida útil de un sérum es de alrededor de un año. Tíralo si se ve mal.

DESCUBRE TU TIPO DE PIEL

Hay pacientes que llegan a mi oficina trayendo consigo una bolsa llena de productos, en muchas ocasiones muy caros, y me cuentan que no les funcionan o que les empeoró la condición de su piel. La respuesta que les doy es simple: no son los productos apropiados para ellos. Saber tu tipo de piel, qué productos evitar y cuáles usar, hace la diferencia.

Dedica un par de horas para realizar la siguiente prueba: lávate la cara con tu limpiador habitual, sécala y no apliques nada, ni maquillaje, ni humectantes, ni protector solar. Si después de dos horas tu piel se siente...

- apretada, escamosa o incómoda, es probable que tengas piel **seca**

- grasosa o brillante por todas partes, es probable que tengas piel **grasa**
- grasosa en algunos lugares, apretada en otros, es probable que tengas piel **combinada**
- cómoda y no grasosa, es probable que tengas piel **normal**
- grasa, seca o combinada, pero cubierta de acné, entonces también tienes piel **propensa al acné**

Piel seca

La mayor característica de la piel seca es que no produce suficiente aceite natural o sebo, el elemento crucial que mantiene la piel lubricada y flexible. Sin suficiente aceite o hidratación, tu piel puede ponerse escamosa, tensa e incómoda, y puedes notar un aumento en las líneas finas, irritación y, finalmente, arrugas. Todo lo cual significa que tu rutina debe enfocarse en proveer los aceites y la humedad que tu piel necesita.

Qué NO hacer si tienes la piel seca:

La piel seca necesita ser mimada e hidratada, lo que significa evitar:

1. Limpiadores espumosos (si hace espuma, aunque sea un poco, es muy duro para la piel)
2. Máscaras de arcilla o carbón (quitarán los aceites naturales de tu piel)
3. Productos con alto contenido de alcohol (si la lista de ingredientes dice "alcohol SD" o "alcohol desnaturalizado")

Qué hacer si tienes la piel seca

Usa productos hidratantes y protectores de la piel, como:

1. Limpiadores en crema suaves
2. Ácido láctico, que con el tiempo "descama" suavemente las células muertas para obtener una piel más brillante, lisa e hidratada

3. Cremas espesas e hidratantes
4. Aceites faciales ricos en nutrientes como el aceite de coco, aceite argán, etc. masajeados sobre la crema hidratante por la noche

Piel grasa

Contrario a la seca, la piel grasa produce un exceso de sebo y aunque eso tiene sus ventajas para mantener la piel libre de arrugas, también tiene grandes inconvenientes. La piel se siente y se ve grasosa y el maquillaje tiende a deslizarse, también puede contribuir a la presencia de acné y poros obstruidos. Tu rutina debe centrarse en regular el sebo con productos ligeros a base de agua y, si es necesario, tratamientos contra el acné.

Qué NO hacer si tienes la piel grasa

Dado que tu piel grasa ya está produciendo demasiadas cosas buenas, asegúrate de omitir:

1. Aceites faciales pesados
2. Cremas espesas a base de aceite
3. Exfoliantes fuertes ya que pelarán la piel y harán que produzca aún más aceite para compensar el daño

Qué hacer si tienes la piel grasa

Usa productos livianos que absorban aceite, como:

1. Sueros a base de agua y lociones con ácido hialurónico
2. Cremas hidratantes de gel livianas
3. Productos de ácido salicílico
4. Láminas secantes de aceite, estas parecen pequeñas tiras de papel que absorben la grasa

Piel combinada

La piel combinada produce aceite en exceso en algunos lugares y produce poco en otros, lo que puede ser un poco frustrante. No tienes que usar el mismo producto para el cuidado de la piel en toda la cara, sino que puedes crear una rutina que utilice aceites y cremas en las mejillas y la mandíbula, por ejemplo, con sueros livianos, y tratamientos para el acné solo en la frente y la nariz, aplicando en cada "área problemática" los productos correctos.

Qué NO hacer si tienes la piel combinada

Debido a que tu cara es básicamente un rompecabezas de tipos de piel, asegúrate de evitar:

1. Limpiadores duros y espumosos (irritarán las partes deshidratadas)
2. Hidratantes ricos y pesados (obstruirán tus poros en las áreas grasosas)
3. Máscaras de arcilla o fórmulas de control de aceite (resecarán aún más los parches secos)

Qué hacer si tienes la piel combinada

Utiliza fórmulas suaves y neutras, luego trata los parches secos y aceitosos con productos específicos. Tratar:

1. Limpiadores suaves
2. Lociones livianas para una hidratación total
3. Cremas hidratantes espesas y ricas, para aplicar en las zonas secas

Piel normal

Si tienes la piel normal, quiere decir que esta produce la cantidad justa de sebo en toda tu cara. ¡Felicidades, eres de las pocas personas que tienen lo más cercano a una piel perfecta! Dado que tu piel puede tolerar cualquier tipo de producto, ya sea para tipo seco o graso, debes desarrollar tu rutina en torno a las preocupaciones específicas que se presenten, como el envejecimiento, el enrojecimiento o la opacidad.

Qué NO hacer si tienes la piel normal

Debes intentar evitar:

1. Limpiadores y exfoliantes fuertes (dañarán la barrera cutánea, no importa cuán perfecta y agradablemente "normal" sea su piel)

2. Productos de secado excesivo, como exfoliaciones químicas en el hogar o tratamientos para el acné de alto porcentaje

Qué hacer si tienes la piel normal

Elige productos específicamente dirigidos a sus problemas de piel, como:

1. Retinoides para líneas finas y arrugas

2. Ácido glicólico para manchas oscuras y opacidad

Piel propensa al acné

Técnicamente «propenso al acné» no es un verdadero tipo de piel, ya que realmente cualquier cutis puede ser propenso al acné (aunque las personas con piel grasa tienen más probabilidades de padecer este problema). Entonces, en lugar de construir una rutina completa alrededor de tus brotes, asegúrate de seguir con tu rutina específica a tu tipo de piel, luego agrega algún producto para combatir el acné.

Qué NO hacer si tienes la piel propensa al acné

Los poros obstruidos y las espinillas son un problema difícil, pero en realidad estas áreas solo están pidiendo ayuda, lo que significa que no debes hacer:

1. Exfoliación física de cualquier tipo, como productos exfoliantes, toallitas y cepillos faciales eléctricos (todos irritarán la barrera cutánea, lo que causará más acné)
2. Pellizcarse o apretarse la piel (lo sé: es muy difícil resistirse, pero propagará bacterias e inflamación, lo que empeorará mucho más los brotes)
3. Usar demasiados tratamientos para el acné al mismo tiempo (trata la piel suavemente para que pueda curarse sola)

Qué hacer si tienes la piel propensa al acné

Usa una combinación de tratamientos suaves pero efectivos para tratar el acné, como:

1. Tonificadores de ácido salicílico
2. Tratamientos puntuales sobre las lesiones, como el peróxido de benzoilo, óxido de zinc o azufre
3. Parches hidrocoloides, los cuales se pegan encima de las espinillas en una piel limpia antes de acostarse para secarlas

El cuidado de la piel es un hábito sencillo que tiene enormes beneficios a largo plazo. Si no estás acostumbrado o acostumbrada a tener una rutina de limpieza por las mañanas y noches, haz un esfuerzo por integrarla. Encuentra los productos adecuados, dedícale el tiempo necesario y haz un compromiso para darle a tu piel la atención que merece. ¡Unos minutos de tu día pueden quitarle años a tu rostro!

ASÍ QUE YA SABES...

- Siempre limpia y humecta tu piel antes de dormir. ¡Jamás duermas con maquillaje!
- Además del limpiador, humectante y protector, encuentra los productos que traten los problemas específicos de tu piel.
- ¡Nunca salgas de tu casa sin protector solar!
- Fíjate en la vida útil de los productos y procura deshacerte de ellos si notas cualquier cambio en su olor, color o textura.
- Evita los productos con ingredientes innecesarios que puedan dañar tu piel.

10

PROCEDIMIENTOS ESTÉTICOS

Antes pensaba que los latinos no podíamos usar láser en la piel porque nos manchábamos. He aprendido que hay muchos tipos de láser que son seguros cuando son hechos por un profesional. Desde que lo comencé a usar con regularidad, mi piel ha mejorado su textura y recobrado su brillo natural.
—Stephanie Himonidis "Chiquibaby", presentadora

Aun cuando tomamos todas las precauciones necesarias para cuidar de nuestra piel, protegerla del sol e intentar frenar el proceso de envejecimiento, la mayoría de las personas empezarán a ver su edad reflejada en su rostro en algún momento. Esto es natural, pero si tienes alguna arruga, flacidez u otra imperfección que te gustaría corregir, existen procedimientos estéticos que pueden lograrlo.

PROCEDIMIENTOS ESTÉTICOS
MÁS POPULARES EN LA ACTUALIDAD

Aunque muchas personas temen los procedimientos estéticos porque piensan que son muy peligrosos, tienen muchos efectos secundarios o requieren mucho tiempo de recuperación, las tecnologías de los últimos años han hecho que sean realmente sencillos. ¡Muchos ni siquiera requieren cirugía! Sin embargo, es importante tener toda la información necesaria y tomar las precauciones adecuadas para obtener los mejores resultados de cualquier procedimiento estético. Asegúrate de acudir a un profesional certificado y con suficiente experiencia. Estos son algunos de los procedimientos estéticos más populares:

PROCEDIMIENTOS NO QUIRÚRGICOS E INYECTABLES

Inyectables

Los procedimientos inyectables son los menos invasivos, ya que consisten en inyectar alguna sustancia directamente en el área específica. La mayoría de los inyectables no requieren reposo después del tratamiento. No debes ser tratado con inyectables o rellenos dérmicos si:

- Estás embarazada o lactando.
- Tienes un historial de cicatrización hipertrófica o formación de queloides.
- Te han quedado cicatrices por tratamiento previos.
- Tienes acné u otros problemas de la piel como rosácea, dermatitis seborreica o psoriasis.
- Tienes un historial de alergias como reacciones alérgicas graves, aumento de las respuestas inmunológicas a los

alérgenos comunes, alergia al látex o alergia a los productos de relleno.

- Estás en algún tipo de terapia anticoagulante concomitante o antiplaquetaria o tienes antecedentes de trastornos hemorrágicos, de la coagulación como hemofilia, o del tejido conjuntivo, como lupus eritematoso sistémico.
- Nunca debe usar rellenos dérmicos en conjunción con láser, luz pulsada intensa, tratamientos de exfoliación química o dermoabrasión o tratamientos de arrugas recetados en un plazo de cuatro semanas (28 días) antes del tratamiento, ya que existe un riesgo de infección.

Toxina botulínica

Tal vez conozcas la inyección butolínica tipo A por sus nombres comerciales: Botox®, Dysport® y Xeomin®. Estas inyecciones han sido aprobadas por la FDA para reducir las arrugas faciales. Hoy es uno de los procedimientos estéticos no quirúrgicos más comunes.

Aunque creo que este es uno de los procedimientos más efectivos y lo recomiendo para el antienvejecimiento, ¡la toxina botulínica en realidad no elimina las arrugas! Más bien, esta toxina desactiva los músculos faciales que causan arrugas, bloqueando los nervios que hacen que los músculos se contraigan. Cuando se inyecta la toxina el músculo queda prácticamente paralizado, y esto lleva a la reducción de las arrugas dinámicas, que solo están presentes cuando se contraen los músculos. No todas las arrugas se tratan por igual: a medida que envejecemos, comenzamos a perder la elasticidad de la piel, y se puede desarrollar un pliegue permanente incluso cuando relajamos el músculo. Aunque la toxina botulínica no borra los pliegues profundos, sí puede ayudar a suavizar nuestra expresión.

Una vez que la toxina botulínica se inyecta, no es reversible, pero va perdiendo su efecto con el paso del tiempo. Sus efectos comienzan alrededor de 48 horas después de recibir la inyección y el cambio es visible en un lapso de cinco a diez días. Los efectos duran entre tres y diez meses, después de los cuales es necesario otro tratamiento de mantenimiento.

Para ser elegible para este tratamiento debes estar sano y tener por lo menos 18 años. No es recomendable recibir la toxina si tienes una enfermedad neuromuscular, estás embarazada o lactando, tienes debilidad en ciertos músculos faciales, tienes cicatrices faciales profundas, piel facial muy gruesa, rasgos faciales irregulares o problemas cutáneos cerca del área de la inyección.

Si te interesa un tratamiento con toxina botulínica, es importante hablar con tu proveedor de salud sobre tu historia clínica y todos los medicamentos recetados, vitaminas y suplementos que consumes. La toxina butolínica puede producir efectos secundarios como dolor de cabeza, irritación y lagrimeo de los ojos, irritación o hematomas en el área de la inyección y párpados caídos. Para disminuir la probabilidad de efectos secundarios, tu proveedor de salud te podrá indicar que no te acuestes y que evites presionar el área tratada durante aproximadamente cuatro horas después de la inyección, y que no hagas ejercicio 24 horas después del tratamiento.

Rellenos dérmicos

Cuando mis pacientes me preguntan cómo funcionan los rellenos dérmicos, les explico que podemos hablar de tres niveles del rostro. La capa más profunda nos da apoyo estructural, por ejemplo, los huesos de la mejilla. La intermedia, donde se encuentran los músculos y el tejido blanco como la grasa, nos da movilidad y contribuye al volumen facial. Por último, la piel de la capa más superficial es la capa protectora. Dependiendo de las metas específicas, existen varios tipos de rellenos dérmicos que corrigen imperfecciones en cada nivel del rostro.

Ácido hialurónico

Los rellenos de ácido hialurónico están hechos de una molécula que se encuentra de forma natural en nuestra piel. Esto significa que se puede aplicar con poca o ninguna reacción, y se pueden inyectar en casi cualquier lugar. Este tipo de inyección se utiliza para agregar volumen o dar forma, por ejemplo, en los labios, mejillas, párpados inferiores, cejas o líneas de la frente o nariz. El ácido hialurónico es el único relleno que es reversible. Entre los rellenos de ácido hialurónico aprobados por la FDA figuran los productos Juvederm®, Restylane®, Belotero Balance® y Revanesse Versa®.

Hidroxiapatita de calcio

La hidroxiapatita de calcio también se encuentra naturalmente en el cuerpo, en los huesos. Cuando se utiliza como relleno, las partículas de calcio quedan suspendidas en un gel, por lo que la consistencia es más gruesa y dura más que un relleno de ácido hialurónico. Este relleno se utiliza para reducir las líneas o arrugas profundas, elevar las mejillas o rejuvenecer las manos. Entre los rellenos de hidroxiapatita de calcio aprobados por la FDA está el Radiesse®.

Ácido poli-L-láctico

El ácido poli-L-láctico es una sustancia sintética biodegradable y biocompatible, lo cual significa que su uso es seguro para el cuerpo. Es un estimulante de colágeno que se ha utilizado por años en dispositivos médicos, como las suturas solubles. Cuando se utiliza como relleno, su función principal es suavizar las líneas finas y reconstruir el colágeno natural, reparar la estructura debajo de la piel y tratar arrugas faciales más profundas. El gel desaparece unos días después del tratamiento y sus resultados pueden durar más de dos años. Entre los rellenos de ácido poli-L-láctico aprobados por la FDA está el Sculptra Aesthetic®.

Polimetilmetacrilato

El polimetilmetacrilato es una sustancia sintética biocompatible que se ha utilizado en la medicina por muchos años. En los rellenos dérmicos se convierte en microesferas que permanecen debajo de la piel indefinidamente y brindan apoyo continuo, además de contener colágeno. Los rellenos de polimetilmetacrilato aprobados por la FDA incluyen Bellafill®.

Gel de plasma rico en plaquetas

Para este tipo de relleno se obtiene un gel de plasma rico en plaquetas de la propia sangre del paciente y luego se inyecta. Esto elimina el riesgo de cualquier tipo de reacción alérgica. El gel se obtiene a través de un proceso de centrifugado y calentamiento del plasma, la parte líquida de la sangre. Este relleno se utiliza para disminuir las líneas y arrugas muy finas, dar volumen, levantar y rejuvenecer la cara, el cuello y las manos. El gel de plasma rico en plaquetas es más suave que la grasa autóloga y permite tratar áreas que requieren ajustes más precisos.

Grasa autóloga o grasa facial

Para este tipo de relleno, se cosecha la propia grasa del paciente de otra área del cuerpo, normalmente utilizando liposucción. Por esto, las inyecciones de grasa autóloga son el único tratamiento de relleno inyectable que requiere cirugía. La grasa se purifica y luego se inyecta en la cara. Normalmente se utiliza para restaurar el volumen de las mejillas, las sienes, los párpados inferiores y otras áreas. Estas inyecciones requieren un entrenamiento especializado, así que asegúrate de acudir a un cirujano estético certificado.

REJUVENECIMIENTO CUTÁNEO

El rejuvenecimiento cutáneo se utiliza para reducir las arrugas, manchas de edad, cicatrices de acné y otros defectos, así como para apretar la piel y equilibrar el tono. El láser es la tecnología más común para este tipo de tratamiento, pero hay muchísimos tipos de láser que funcionan de maneras distintas en la piel. Aquí encontrarás toda la información sobre los principales tratamientos de láser y para qué sirven:

TRATAMIENTOS CON LÁSER

Los tratamientos con láser utilizan la aplicación de energía de luz altamente concentrada para tratar varios problemas de la piel, por ejemplo, minimizar las arrugas o líneas, reducir manchas o decoloración de la piel, tensar la piel y fomentar la producción de colágeno y eliminar las cicatrices de acné y quirúrgicas.

Antes de escoger el tipo de tratamiento adecuado, asegúrate de tener toda la información necesaria. Por ejemplo, ¿sabías que el otoño se considera la temporada de láser? Las terapias de láser aumentan la sensibilidad de la piel a la exposición al sol por hasta un año, por lo que muchos recomiendan realizar este tipo de terapia durante el otoño o invierno, cuando hay menos horas de luz solar y tendemos a pasar más tiempo en el interior. Independientemente de la época del año, asegúrate de proteger tu piel con SPF 30 o más y aplicar protector varias veces al día. También pregunta qué debes esperar del tratamiento. Muchos de mis pacientes comparan la sensación del láser con un elástico golpeando la piel, pero esto depende del tipo de láser, la profundidad y el área del tratamiento y la tolerancia al dolor de cada persona.

Láseres ablativos

Los láseres ablativos eliminan la capa más superficial de la piel y estimulan la piel nueva. Este tipo de láser se ajusta según el tipo de piel y el problema que se va a tratar. Hoy en día, es más común utilizar láseres fraccionados, que solo eliminan una fracción de la piel y penetran más profundamente, de manera que los resultados son más notables y se necesita poco tiempo de recuperación. Algunos láseres ablativos son los de CO_2 y de Erbium YAG.

Láseres no ablativos

Los láseres no ablativos no rompen la superficie de la piel, sino que funcionan con calor para estimular la producción de colágeno debajo de la superficie y para restaurar la firmeza y el tono de la piel. Aunque los resultados tardan más que los de los láseres ablativos, estos tratamientos no requieren tiempo de recuperación y sus efectos son duraderos. Algunos efectos secundarios, como la piel rosada en el área del tratamiento, pueden tardar algunas semanas en desaparecer. Entre los láseres no ablativos se encuentran el láser de luz pulsada intensa, ND:YAG y Alexandrita.

LUZ PULSADA INTENSA (IPL)

La luz pulsada intensa, o IPL, por sus siglas en inglés, es un tratamiento que utiliza la luz para tratar problemas de la piel, como absorber el pigmento excesivo y restaurar el cutis para darle más uniformidad. Además, la IPL estimula la producción de colágeno y mejora el tono general de la piel. Este es un tratamiento no ablativo y requiere poco o nada de tiempo de recuperación.

DERMOABRASIÓN

La dermoabrasión es una técnica de rejuvenecimiento mecánico en la que un cirujano cosmético utiliza un instrumento o cuchilla que rota rápidamente para eliminar las capas de piel hasta llegar a la profundidad deseada. Este tratamiento es más potente que la microdermoabrasión, ya que puede ser más profundo y afectar la pigmentación de la piel. Por esto, no se recomienda para todos los tipos de piel. Normalmente, los pacientes reciben un anestésico tópico o anestesia local para su comodidad durante y después del procedimiento. La dermoabrasión se utiliza para minimizar las líneas verticales del labio, líneas de expresión y otras arrugas faciales, eliminar cicatrices por acné, alisar la piel y equilibrar la tez. Como este tratamiento elimina varias capas de piel, es esencial proteger bien contra el sol esa área y seguir las instrucciones del proveedor de salud para evitar infecciones o efectos secundarios no deseados.

TRATAMIENTO CON MICROAGUJAS (*MICRONEEDLING*)

El tratamiento con microagujas utiliza un instrumento con agujas muy finas y cortas para crear pequeñísimas lesiones en la piel. Estas lesiones no son visibles, pero provocan un proceso de curación natural que produce colágeno y elastina para regenerar las células. Este tratamiento se utiliza para reducir las arrugas y líneas finas, atenuar el acné o las cicatrices quirúrgicas, disminuir el tamaño de los poros, reparar el daño solar y difuminar estrías o problemas de textura.

Como las microagujas no eliminan las capas de la piel, el tratamiento es seguro para cualquier tipo de piel y no implica una etapa de recuperación. Sin embargo, los resultados no son tan impresionantes y normalmente se necesitan varios tratamientos para solucionar problemas específicos.

TRATAMIENTOS TENSORES

Como ya he mencionado, a medida que envejecemos nuestro cuerpo produce cada vez menos colágeno y elastina. Esto crea áreas de piel floja y flácida en la cara, el cuello y el cuerpo. Este problema se puede corregir temporalmente con un estiramiento de piel, que le da a la piel un aspecto más firme, suave y joven. Estos procedimientos pueden ser no quirúrgicos o quirúrgicos.

TRATAMIENTOS TENSORES NO QUIRÚRGICOS

Los tratamientos tensores no quirúrgicos utilizan energía dirigida para calentar las capas más profundas de la piel y estimular el colágeno y la elastina para mejorar gradualmente la textura. Algunos tratamientos trabajan el tejido fibroso para suavizar la celulitis. Existen muchísimos tratamientos y tecnologías de estiramiento de piel aprobados por la FDA con distintos mecanismos para lograr el efecto deseado.

Ultrasonido

En los tratamientos de estiramiento de piel con ultrasonido se utiliza un dispositivo de mano que transmite ondas de ultrasonido para calentar las capas más profundas de la piel y estimular la producción de colágeno. Este tratamiento es muy seguro y las tecnologías con ultrasonido se han utilizado en la medicina desde hace mucho tiempo.

La terapia con ultrasonido es mejor para pacientes que quieren tratar los signos tempranos de envejecimiento en la cara y el cuello y puede ayudar a posponer la necesidad de cirugía de estiramiento facial. Los tratamientos toman entre 30 y 90 minutos, sin la necesidad de tiempo de recuperación. Aunque los pacientes pueden experimentar molestias temporales mientras se suministra la energía de ultrasonido, los efectos secundarios normalmente son leves. Los resultados se observan en un plazo de dos a tres meses y, con un buen cuidado de la piel en el hogar, pueden durar hasta un año. Ultherapy® es la marca de fábrica más popular y está aprobada por la FDA para tratar la frente, la barbilla, el cuello y el pecho.

Radiofrecuencia

Al igual que el ultrasonido, la energía de radiofrecuencia funciona calentando la piel para estimular la producción de colágeno. La diferencia con el ultrasonido es que la radiofrecuencia se enfoca en las capas epidérmicas para lograr un efecto más firme y liso. Los tratamientos normalmente implican poca o ninguna molestia y no requieren ningún tiempo de recuperación. Además, la mayoría de los tratamientos de radiofrecuencia son seguros para todos los tipos de piel, pero algunos procedimientos se consideran subdérmicos y requieren una incisión muy pequeña usando anestesia local. Los resultados aparecen gradualmente durante varios meses después del tratamiento y se recomienda una serie de dos a seis tratamientos para obtener resultados óptimos. Las opciones aprobadas por la FDA pueden tratar la cara, el cuello, las manos y el cuerpo e incluyen las marcas Thermi RF®, Exilis® y Thermage®.

Combinación de microagujas con radiofrecuencia

Combinar estas dos tecnologías se ha convertido en el conjunto perfecto para reafirmar y rejuvenecer la piel. En este tratamiento se utiliza un dispositivo de energía que permite que las agujas penetren la piel, mientras la radiofrecuencia solamente se enfoca en la dermis. Las agujas permiten que el calor no se acumule en la capa superior de la piel para prevenir el daño de los melanocitos. Los tratamientos requieren anestesia tópica y un tiempo corto de recuperación, alrededor de 24 a 48 horas. Algunos resultados aparecen inmediatamente después del tratamiento, pero otros gradualmente durante varios meses, por lo que se recomiendan entre dos y tres tratamientos para obtener resultados óptimos. La principal marca aprobada por la FDA es Genius® y sirve para tratar la cara y el cuello.

Hilos tensores

Los hilos tensores son una excelente opción de tratamiento para aquellas personas que no están listas para una cirugía de estiramiento facial. Este *lifting* facial no quirúrgico utiliza fibras de monofilamentos que se disuelven con el tiempo, para levantar y reposicionar la piel, con el fin de acentuar las mejillas, disminuir la papada y apretar la línea de la mandíbula. El procedimiento tarda 30 minutos o menos en realizarse y los efectos secundarios son leves, ya que el tiempo de recuperación es mínimo. El efecto de este procedimiento dura en promedio dos años, dado que a medida que la piel sana, se desarrolla nuevo colágeno. Entre los beneficios del uso de hilos tensores figuran:

- Nueva estimulación de colágeno.
- Aumento del rejuvenecimiento cutáneo.
- Elevación de la piel y tono de piel radiante.
- Aumento instantáneo y sostenido del volumen.
- Sin cirugía y tiempo de recuperación mínimo.

TRATAMIENTOS TENSORES QUIRÚRGICOS

La cirugía de estiramiento facial, o *lifting*, levanta y reafirma los tejidos faciales para restaurar la apariencia joven de la piel, eliminar la flacidez, suavizar las arrugas y darle más firmeza a la piel. Estas cirugías se adaptan según las necesidades del paciente.

Miniestiramiento facial

Los pacientes que tienen algo de papada y flacidez son los mejores candidatos para un miniestiramiento facial. Este procedimiento ayuda a disminuir las arrugas, flacidez y señales de envejecimiento antes de que se vuelvan demasiado marcadas, y puede aplazar la necesidad de una cirugía más extensa. Esta técnica es menos invasiva que un estiramiento facial tradicional y consiste en apretar los tejidos faciales profundos a través de incisiones más cortas a lo largo de la línea del cabello, encima de la oreja o en los pliegues alrededor de la oreja. Con esto, se levantan los tejidos estructurales alrededor de las mejillas y se aprietan para corregir y refinar la mandíbula y rejuvenecer el rostro. Se puede utilizar anestesia local o general, dependiendo del caso de cada paciente.

Estiramiento facial estándar

La cirugía de estiramiento facial estándar o tradicional es más extensa que la de un miniestiramiento facial, por lo que requiere más tiempo de recuperación. Sin embargo, los resultados son más espectaculares y funcionan mejor para señales de vejez moderadas o avanzadas. El cirujano realiza incisiones detrás de la línea del cabello, alrededor de la sien y de la parte frontal de la oreja para eliminar el exceso de piel, suavizar los pliegues, eliminar la papada y flacidez de la barbilla y restaurar el aspecto joven de la cara y el cuello.

OTROS PROCEDIMIENTOS QUIRÚRGICOS

Cirugía de levantamiento de párpados

Como seguramente ya sabes, los ojos son el área principal donde comienzan a aparecer las señales de la vejez. Nuestros párpados tienen la piel más delgada y delicada de todo el cuerpo, y los párpados caídos pueden cambiar la cara de una persona por completo, agregándole años y dándole una apariencia cansada, triste e incluso enojada.

La cirugía de levantamiento de párpados está diseñada para corregir y contrarrestar los efectos del paso del tiempo y darle una apariencia más joven al rostro. Además, puede ayudar a pacientes con párpados caídos que les causan problemas de visión.

Cirugía de levantamiento de cejas

Una frente envejecida o con arrugas tiene un gran impacto en nuestras expresiones faciales. Puede hacer que nos veamos constantemente cansados, preocupados o enojados. Hay personas que, por cuestiones de genética, tienen una frente más pesada y gruesa, que da la apariencia de un ceño fruncido incluso cuando están de buen humor. El levantamiento de cejas corrige directamente estos problemas, dándole al rostro un aspecto más fresco y natural.

Cirugía de contorno de cuello

Una línea de la mandíbula mejor definida enmarca el resto de la cara. La cirugía de contorno de cuello se utiliza para dar a este y la barbilla un aspecto más firme y refinado, dando una apariencia más joven y equilibrando las características faciales. Además de contrarrestar señales de la vejez, esta cirugía puede ayudar a pacientes que han bajado mucho de peso y tienen piel extra y flácida.

Los procedimientos estéticos son una gran manera de tratar, corregir y prevenir las señales de la edad. Asegúrate de encontrar a un especialista cualificado que pueda recomendarte el mejor tratamiento para tus necesidades específicas.

ASÍ QUE YA SABES...

- La mayoría de los procedimientos estéticos tienen pocos riesgos, pero es importante acudir a un proveedor certificado que utilice terapias aprobadas por la FDA.
- Muchos de los procedimientos estéticos, especialmente los que utilizan láser, aumentan la sensibilidad de la piel. Asegúrate de aplicar suficiente protector solar con frecuencia.
- Sigue al pie de la letra las indicaciones de cuidado para obtener los mejores resultados.

11

SALUD EMOCIONAL

*¡Mi consejo más importante es sonreír
y ser feliz todos los días! Les sugiero que
vivan su vida, sean felices, sonrían mucho
y que no les importe lo que diga la gente.*
—ADAMARI LÓPEZ, actriz y presentadora

No tienes que ir a una tienda especial para encontrar una enorme variedad de productos contra las señales de la edad: cremas, sérums, pastillas, aguas miscelares, jabones, mascarillas y más. La pregunta de cómo mantenerse joven ha preocupado a la gente por muchísimo tiempo, y hoy en día se hacen largas y costosas investigaciones para encontrar la fórmula correcta para combatir la edad. ¿Pero qué pensarías si te digo que una de las claves se encuentra en tu interior? Hasta el momento hemos hablado de la importancia de la nutrición, el ejercicio y el cuidado de la piel. ¡Pero una de las mejores técnicas es tan simple como eliminar el estrés!

MEDITACIÓN Y OTROS MÉTODOS
PARA CONTROLAR EL ESTRÉS

Claro que es mucho más fácil decirlo, que lograrlo: nuestras vidas están llenas de momentos que nos pueden causar estrés, desde el trabajo hasta nuestra vida personal. No se trata de eliminar todas las causas posibles de estrés de tu vida, ya que esto implicaría eliminar muchas de las cosas que nos hacen felices. Más bien, en este capítulo te daré recomendaciones para manejar y reducir el estrés a través de la meditación y otros métodos. Los practicantes de estas técnicas en las culturas orientales han demostrado durante siglos que esto ayuda a mantenernos más jóvenes. Existen pequeños cambios que puedes hacer en tu mente para llevar una vida con menos estrés y así frenar los efectos de la edad.

¿QUÉ ES EL ESTRÉS?

Para entender el estrés moderno, regresemos a épocas pasadas. Hace millones de años, el estrés no surgía por el hecho de tener que pagar una hipoteca o cumplir con una entrega importante en el trabajo, sino que eran situaciones de verdadera vida o muerte: huir de un predador, o luchar contra un enemigo o una enfermedad. Para esto, los humanos desarrollaron lo que hoy conocemos como el instinto de lucha o huida: ante cada situación de estrés, nuestro cuerpo reacciona instintivamente con una respuesta, por ejemplo, huir de un predador o luchar contra el enemigo. Cuando estos instintos se activan en nuestro cuerpo, se producen ciertas reacciones físicas que nos ayudan a lidiar con la situación estresante: la frecuencia cardíaca se acelera, la respiración se hace más rápida y pesada y la digestión se hace más lenta para que el cuerpo pueda enfocar su energía en otras acciones. También se libera glucosa y grasa a la sangre para proporcionar energía extra al cuerpo y se activa la respuesta inflamatoria. Aunque estas reacciones sirven para luchar o huir, internamente tienen efectos perjudiciales. Esto no importaba cuando la situación de estrés se trataba de huir de un león; sin embargo, aunque las situaciones modernas ya no requieren estas reacciones, nuestros cuerpos las siguen teniendo.

El ritmo de la vida moderna hace que el día a día de muchos se convierta en una serie de situaciones de estrés: el tráfico en la mañana, fechas de entrega de trabajos, recoger a los niños en la escuela, etc. Esta frecuencia de situaciones estresantes ha hecho que la antigua respuesta de lucha o huida sea dañina para nuestros cuerpos. Por ejemplo, el aumento de la frecuencia cardíaca y la liberación de glucosa en la sangre no ayudan para nada cuando estamos atascados en el tráfico.

Uno de los efectos del estrés es el acortamiento de los telómeros, unas cápsulas de proteína que se encuentran en el extremo de cada cromosoma del cuerpo. Los cromosomas se replican durante la división celular, y esto acorta los telómeros. Este proceso es importante para la manera en la que envejecemos, ya que cuando los telómeros se vuelven demasiado cortos, las células ya no pueden dividirse y replicarse. Esto se asocia con señales de vejez y enfermedades relacionadas con la edad.

Un estudio muy conocido realizado por científicas de la Universidad de California, Elissa Epel y Elizabeth Blackburn, descubrió el efecto de los telómeros en el envejecimiento. La investigación estudió los efectos del estrés en madres que estaban encargadas de cuidar a hijos con enfermedades crónicas, una situación de alto estrés. Los resultados demostraron que, en comparación con mujeres similares, pero con hijos sanos, las madres tensionadas tenían telómeros más cortos que equivalían a 10 años más que las mujeres con menos estrés.

Afortunadamente, hay muchas cosas que podemos hacer para prevenir los efectos del estrés en nuestros telómeros y frenar el proceso de envejecimiento, tanto dentro como fuera del cuerpo.

LA FELICIDAD COMO ANTÍDOTO AL ESTRÉS

Personalmente, creo que la manera más efectiva de prevenir el estrés es simplemente ser felices: felices con nosotros mismos y lo que nos rodea. Sin embargo, es importante entender que esta felicidad debe venir desde nosotros y no depender de cosas o personas externas.

¿Alguna vez has pensado que serás feliz cuando tengas el trabajo de tus sueños o encuentres a la pareja ideal? Hubo un tiempo en el que yo pensaba que conseguir este tipo de cosas era la clave de la felicidad, pero con el tiempo me he dado cuenta de que este no es el verdadero sentido de la felicidad, o por lo menos, no es el que me proporciona la mejor vida.

Cuando recibimos la felicidad de manera pasiva, por ejemplo, a través de un regalo material, esa emoción carece de permanencia. Las cosas materiales pueden desaparecer o, en el mejor de los casos, se mantienen como un punto de referencia intermitente: un recuerdo del momento feliz que pasamos cuando la recibimos o de la persona que nos la regaló. De la misma manera, la felicidad que proviene de otras personas —una pareja, un amigo— puede desaparecer por razones ajenas a nosotros y fuera de nuestro control. Por eso, aunque estos momentos sean una parte hermosa de la vida, llamo a este tipo de felicidad la *felicidad temporal*.

Lo que recomiendo para combatir el estrés es la *felicidad interior*, que es más permanente. Este tipo de felicidad se logra cuando adquirimos la capacidad de describir nuestras propias emociones internas y proveernos de una fuente interminable de felicidad interior. Entender nuestras emociones y cómo las exteriorizamos nos permite desarrollar las cinco capacidades que considero necesarias para la felicidad permanente: la capacidad de amar, de perdonar, de sobrevivir, de crear y de dar.

Descubre tu capacidad de amar

Todos hemos amado a alguien o algo en nuestras vidas. Sin embargo, muchas veces amamos por instinto o por deseos de reciprocidad, por ejemplo, cuando amamos a nuestros padres cuando somos niños. Descubrir tu capacidad de amar es aprender a amar *conscientemente*. Cuando tomamos una decisión consciente de amar, este sentimiento se vuelve tangible, algo que podemos entender, controlar y disfrutar totalmente. El amor consciente no busca reciprocidad ni nada a cambio; se entrega por el puro placer de entregarse. Cuando tenemos la capacidad de amar conscientemente nos entregamos en cada relación con seguridad y estamos menos propensos a ofendernos por las acciones de otros. Un gran ejemplo del amor consciente es el que se siente hacia la naturaleza, de la que no esperamos nada a cambio. Dejar las expectativas de reciprocidad le quita el estrés a las relaciones personales.

Descubre tu capacidad de perdonar

Tomar la decisión de perdonar, aun cuando no nazca del corazón, puede sentirse forzado e incluso hipócrita. Pero practicar el perdón nos ayudará a aprender a perdonar fácilmente, no guardar rencores y reducir el estrés emocional que esto conlleva. En lugar de esperar el momento correcto para perdonar, esperar a que alguien te lo pida o repare el daño que te ha hecho, perdonar por decisión e iniciativa propias te quitará un peso enorme de encima y es una manera de practicar tu capacidad del perdón. Recomiendo empezar por gestos pequeños: perdonar internamente a la persona que se mete delante de ti en la fila en la autopista, o al barista que te atiende con mala cara porque está teniendo un mal día. Practicar el perdón en estas pequeñas situaciones te aliviará de mucho del estrés cotidiano y servirá como práctica para cuando tengas que perdonar en situaciones más difíciles.

Descubre tu capacidad de sobrevivir

Los seres humanos tenemos una gran capacidad de supervivencia que nos ha permitido sobrevivir como especie durante milenios. En la vida moderna, creo que más allá de la supervivencia física, es importante reconocer nuestra capacidad de supervivencia emocional: recordar que, sin importar las situaciones adversas a las que nos enfrentemos, tenemos la capacidad de seguir adelante. Cuando me encuentro ante una situación de estas, utilizo la reflexión para recordar cómo he sobrevivido situaciones anteriores. Por ejemplo, yo tenía una relación muy cercana y casi codependiente con mi madre. Cuando murió, sentí que mi mundo se cubrió de una nube negra de infelicidad y tristeza. Pero como toda pérdida, me fui recuperando poco a poco y aceptando el cambio de su ausencia física hasta que logré recuperar mi paz interior. Cada vez que algo negativo ocurre en mi vida, recuerdo mi capacidad de sobrevivir y repito: esto pasará y sobreviviré como lo he hecho antes. Esto me da confianza para seguir adelante y no permitir que este tipo de situaciones me genere estrés.

Descubre tu capacidad de crear

Cuando escuchamos la palabra *crear*, normalmente pensamos en crear algo material, como una obra de arte. Pero cuando hablo sobre la creatividad relacionada con la felicidad, me refiero a nuestra capacidad de crear situaciones y reacciones adecuadas para la felicidad. Todos hemos tenido relaciones en las cuales las acciones de la otra persona no son lo que deseamos o esperamos, aun cuando no son mal intencionadas. Por ejemplo, si algún amigo hace algo que me hiere o decepciona, intento *crear* una respuesta apropiada para la situación y persona, en vez de reaccionar defensivamente. Esto nos ayuda a evitar situaciones de confrontación que terminan por generarnos estrés y atentar contra nuestra felicidad. Descubrir tu capacidad de crear reacciones adecuadas para cualquier situación te ayudará a encontrar un equilibrio y evitar conflictos innecesarios.

Descubre tu capacidad de dar

¿Alguna vez has oído la frase "Es mejor dar que recibir"? Yo me adhiero fielmente a esta filosofía, y creo que es la razón de una gran parte de mi felicidad. Cuando damos algo, no solo le damos felicidad a la persona que recibe, sino que demostramos nuestra capacidad de desprendernos de algo. Tu capacidad de dar se puede encontrar en algo tan sencillo como regalarle una sonrisa a un desconocido una vez por día. Fíjate en la sonrisa, la gratitud y las expresiones de cortesía en los demás y te nutrirás de eso. Esa energía positiva que proyectas hacia los demás contribuirá a tu propia felicidad. Ya sea que entregues algo material o inmaterial, dar sin esperar nada a cambio hará más feliz a las personas en tu vida, y esto te proporcionará felicidad.

MEDITACIÓN

Piensa en alguien que conoces que haya pasado por un período traumático y estresante. ¿Notaste que esto hizo más visibles las señales de la edad en su rostro? Probablemente lo has visto o vivido de primera mano, pero el hecho de que el estrés acelera el proceso del envejecimiento además está comprobado por estudios científicos.

La meditación es una gran herramienta que cualquiera puede utilizar para reducir el estrés y frenar el envejecimiento temprano. Muchas personas utilizan métodos de meditación para manejar el estrés, y varios estudios demuestran que meditar puede retrasar el proceso de envejecimiento. Una investigación concluyó que la longitud de los telómeros aumentó después de que los participantes asistieran a un retiro de meditación. Entre los autores de este estudio se encuentran las científicas mencionadas anteriormente, Blackburn y Epel.

Otro estudio concluyó que el cuerpo produce más telomerasa, una enzima que ayuda a reconstruir y alargar los telómeros, después de la meditación intensiva. Según este estudio, solo 15 minutos de meditación diaria u otro ejercicio de relajación, como la oración repetitiva y el yoga, ayudan con la producción de la telomerasa. También se ha encontrado que los meditadores zen tienen telómeros 10 por ciento más largos que personas con edad y estilo de vida similares que no practican la meditación. En este estudio, los investigadores encontraron que uno de los factores que hace que la meditación frene el proceso de envejecimiento es la evasión experiencial. La evasión experiencial es cuando suprimimos recuerdos malos o dolorosos que son demasiado difíciles de enfrentar, desde un momento vergonzoso o un fracaso personal hasta la muerte de un ser querido. Los meditadores zen se concentran en aceptar las experiencias desagradables sin reprimirlas y esto, a largo plazo, es más saludable y retrasa el envejecimiento.

La meditación, además de retrasar el proceso de envejecimiento, tiene otros beneficios:

- A diferencia de otros tratamientos antienvejecimiento, ¡es gratis!
- No existen efectos secundarios.

- La meditación mejora tus niveles de concentración, reduce la pérdida de memoria y mejora tu capacidad de atención.
- Aumenta la felicidad. Como ya hemos visto, esto también retrasa el envejecimiento.
- Ayuda al conocimiento de uno mismo.
- Mejora el sueño.
- Reduce la presión arterial.
- Se puede practicar en cualquier lugar y requiere poco tiempo.

Aunque no nos podemos deshacer por completo de las situaciones de la vida que pueden generar estrés, podemos encontrar formas de manejarlo mejor. La meditación es una gran herramienta que nos ayudará a reducir los efectos del estrés en nuestro día a día.

La belleza viene principalmente del interior. Si no estamos bien con nosotros mismos, no importa la cantidad de cremas, cirugías y tratamiento a los que nos sometamos: lo que llevas dentro terminará por reflejarse en tu rostro, en tu piel y en tu actitud. Tómate el tiempo necesario para llenar tu vida de felicidad y paz interior.

ASÍ QUE YA SABES...

- El estrés es una de las causas principales del envejecimiento prematuro.
- La felicidad interior es la mejor manera de combatir el estrés. Aprende a amar, perdonar, sobrevivir, crear y dar.
- La meditación es una excelente práctica para combatir el estrés que se puede practicar en cualquier lugar y requiere de poco tiempo. Intenta meditar 15 minutos al día.

ÚLTIMAS RECOMENDACIONES

Espero que este libro sea una gran ayuda y te acompañe en el proceso natural de envejecimiento. Recuerda que lo más importante es disfrutar, y esto será mucho más fácil si sigues mis recomendaciones para tener un cuerpo sano y la energía para seguir aprovechando los años.

La alimentación quizá sea la parte más importante para el proceso de envejecimiento. Siempre escucha a tu cuerpo e infórmate para poder darle todos los nutrientes necesarios para su funcionamiento óptimo. Trata de incluir en todas tus comidas los grupos esenciales de alimentos: grasas, proteínas y carbohidratos, poniendo atención siempre a las porciones adecuadas. Encuentra un plan de alimentación que complemente tu estilo de vida y composición genética. Tampoco olvides la importancia de las bebidas: toma mucha agua, evita las bebidas azucaradas, modera el alcohol y busca los beneficios del té, café y jugo verde. Los suplementos son una gran manera de complementar cualquier nutriente que tu cuerpo no esté recibiendo adecuadamente a través de la comida. ¡La parte más importante de la alimentación es disfrutar de los alimentos y sus beneficios!

Además de la alimentación, hay dos hábitos cruciales para el envejecimiento exitoso: el sueño y el ejercicio. El ejercicio tiene muchísimos beneficios, desde tonificar los músculos y mejorar el aspecto físico hasta prevenir las condiciones cardiovasculares. Encuentra una rutina de ejercicio que te divierta y se adapte a tu cuerpo y estilo de vida. Por otro lado, el sueño es esencial para permitir que tu cuerpo se recupere y regenere. Duerme por lo menos siete horas cada noche y haz lo necesario para disfrutar de un sueño reparador, ya sea con té o aromaterapia o escribiendo en un diario cada noche antes de dormir.

Existen muchos productos y tecnologías que se han desarrollado a través de largas investigaciones médicas, y que podemos aprovechar para lucir y sentirnos más jóvenes y vigorizados. La optimización hormonal, a través de suplementos o chips de hormonas bioidénticas, puede tratar cualquier desequilibrio en nuestro sistema endocrino y ayudar a nuestro cuerpo a producir las hormonas que necesita. Los productos de la piel, como cremas, jabones y exfoliantes, nos ayudan a cuidar la piel desde el exterior y ayudar al proceso natural de regeneración. También existen muchísimos procesos estéticos y nuevas tecnologías que nos ayudan a corregir y eliminar las señales de la edad que aparezcan en nuestro rostro. Recuerda siempre acudir a un profesional y encuentra los tratamientos y productos que mejor se acomoden a tus necesidades.

Por último, recuerda la importancia que tu actitud y estado de ánimo tienen en tu cuerpo. Tu estado de ánimo y actitud hacia la vida se ven reflejados en todo tu aspecto físico. Aprender a amar, perdonar, crear, dar y sobrevivir facilitará muchísimo el proceso de envejecer. La meditación también es una gran herramienta para combatir el estrés y encontrar la paz y felicidad. ¡La juventud y belleza vienen desde el interior!

FUENTES BIBLIOGRÁFICAS

Abu Samah, N. H. y Heard, C. M. (2011). Topically applied KTTKS: A review. *International Journal of Cosmetic Science*, 33(6), 483-490.
Agarwal, P. K. y Oefelein, M. G. (2005). Testosterone replacement therapy after primary treatment for prostate cancer. *The Journal of Urology*, 173, 533-536.
Ahima, R. S. (2009). Connecting obesity, aging and diabetes. *Nature Medicine*, 15(9), 996-997.
Alhola, P. y Polo-Kantola, P. (2007). Sleep deprivation: Impact on cognitive performance. *Neuropsychiatric Disease and Treatment*, 3(5), 553-567.
Alsarraf, R., Larrabee, W., Jr. y Johnson, C., Jr. (2001). Cost outcomes of facial plastic surgery: Regional and temporal trends. *Archives of Facial Plastic Surgery*, 3, 44- 47.
Alsarraf, R. (2000). Outcomes research in facial plastic surgery: A review and new directions. *Aesthetic Plastic Surgery*, 24(3), 192-197.
Alsarraf, R., Alsarraf, N.W., Larrabee, W. F., Jr. y Johnson, C. M., Jr. (2002). Cosmetic surgery procedures as luxury goods: Measuring price and demand in facial plastic surgery. *Archives of Facial Plastic Surgery*, 4(2), 105-110.
Alsarraf, R., Jung, C. J., Perkins, J., Crowley, C. y Gates, G. A. (1998). Otitis media health status evaluation: A pilot study for the investigation of cost-effective outcomes of recurrent acute otitis media treatment. *Annals of Otology, Rhinology & Laryngology*, 107(2), 120-128.
Alsarraf, R., Kriet, J. D. y Weymuller, E. A. (1999). Quality of life outcomes following osteoplastic frontal sinus obliteration. *Otolaryngology–Head and Neck Surgery*, 121(4), 435-440.

Alsarraf, R. y Larrabee, W. F., Jr. (2001). Outcomes research in facial plastic surgery. *Archives of Facial Plastic Surgery,* 3(1), 7.

Altevogt, B. M. y Colten, H. R. (Eds.). (2006). Sleep disorders and sleep deprivation: An unmet public health problem. Washington: National Academies Press.

American Society for Aesthetic Plastic Surgery. (2016) *ASAPS: Cosmetic surgery national databank statistics.* Recuperado de http://www.surgery.org/sites/default/files/ASAPS-2016-Stats.pdf

Araghi-Niknam, M., Liang, B., Zhang, Z., Ardestani, S.K. y Watson, R.R. (1997). Modulation of immune dysfunction during murine leukaemia retrovirus infection of old mice by dehydroepiandrosterone sulphate (DHEAS). *Immunology,* 90(3), 344-349.

Aricioglu, A. et al. (2001). Changes in zinc levels and superoxide dismutase activities in the skin of acute, ultraviolet-B-irradiated mice after treatment with ginkgo biloba extract. *Biological Trace Element Research,* 80(2), 175-179.

Ashwell, J.D., Lu, F.W. y Vacchio, M.S. (2000). Glucocorticoids in T cell development and function. *Annual Review of Immunology,* 18, 309-345.

Axelsson, J. et al. (2010). Beauty sleep: Experimental study on the perceived health and attractiveness of sleep deprived people. *The BMJ,* 14, 341.

Babamiri, K. y Nassab, R. (2010). Cosmeceuticals: The Evidence Behind the Retinoids, *Aesthetic Surgery Journal,* 30(1), 74-77.

Bachman, E. et al. (2010). Testosterone suppresses hepcidin in men: A potential mechanism for testosterone-induced erythrocytosis. *The Journal of Clinical Endocrinology & Metabolism,* 95(10), 4743-4747.

Bachman, E. et al. (2014). Testosterone induces erythrocytosis via increased erythropoietin and suppressed hepcidin: Evidence for a new erythropoietin/hemoglobin set point. *The Journals of Gerontology: Series A,* 69(6), 725–735.

Bagatin, E. et al. (2013). Long-wave infrared radiation reflected by compression stockings in the treatment of cellulite: A clinical double-blind, randomized and controlled study. *International Journal of Cosmetic Science,* 35(5), 502-509.

Baillargeon, J., Urban, R.J., Ottenbacher, K.J., Pierson, K.S. y Goodwin, J.S. (2013). Trends in androgen prescribing in the United States, 2001 to 2011. *JAMA Internal Medicine,* 173(15), 1465-1466.

Bartke, A. (2005). Minireview: Role of the growth hormone/insulin-like growth factor system in mammalian aging. *Endocrinology*, 146(9), 3718-3723.

Bassil, N., Alkaade, S. y Morley, J.E. (2009). The benefits and risks of testosterone replacement therapy: A review. *Therapeutics and Clinical Risk Management*, 5(3), 427-448.

Bauer, M.E. (2005). Stress, glucocorticoids and ageing of the immune system. *Stress*, 8(1), 69-83.

Beavers, K. M., Brinkley, T. E. y Nicklas, B. J. (2010). Effect of exercise training on chronic inflammation. *Clinica Chimica Acta*, 411(11-12), 785-793.

Bhanot, S. y Alex, J.C. (2002). Current applications of platelet gels in facial plastic surgery. *Facial Plastic Surgery*, 18(1), 27-33.

Bhattacharyya, T. K., Higgins, N. P., Sebastian, J. S. y Thomas, J. R. (2009). Comparison of epidermal morphologic response to commercial antiwrinkle agents in the hairless mouse. *Dermatologic Surgery*, 35(7), 1109-1118.

Binstock, R.H., Juengst, E.T., Mehlman, M.J. y Post, S.G. (2003). Anti-aging medicine and science: An arena of conflict and profound societal implications. *Geriatrics and Aging*, 6(5), 61-63.

Blüher, M., Kahn, B. y Kahn, C.R. (2003). Extended longevity in mice lacking the insulin receptor in adipose tissue. *Science*, 299(5606), 572-574.

Bonaparte, J.P., Ellis, D., Quinn, J.G., Rabski, J. y Hutton, B. A. (2016). A comparative assessment of three formulations of botulinum toxin type A for facial rhytides: A systematic review with meta-analyses. *Plastic and Reconstructive Surgery*, 137(4), 1125-1140.

Boneti, C., Anakwenze, C.P., de la Torre, J., Weaver, T. L. y Collawn, S. S. (2016). Two-year follow-up of autologous fat grafting with laser-assisted facelifts. *Annals of Plastic Surgery*, 76, S260–S263.

Botox® (2010). Recuperado de http://www.accessdata.fda.gov/ drugsatfda_docs/label/2011/103000s5236lbl.pdf

Borwankar, P. (2005). Acupuncture. *Holistic Mediscan*, 18(9): 7-8.

Boudreau, M. D. et al. (2017). Photo-co-carcinogenesis of topically applied retinyl palmitate in SKH-1 hairless mice. *Photochemistry and Photobiology*, 93(4), 1096-1114.

Bradley, E. J., Griffiths, C.E., Sherratt, M. J., Bell, M. y Watson, R. E. (2015). Over-the-counter anti-ageing topical agents and their ability to protect and repair photoaged skin. *Maturitas*, 80(3), 265-272.

Bronaugh, R. L. y Katz, L. M. (2016). Cosmetics and Aging Skin. En M. A. Farage, K. W. Miller y H. I. Maibach (Eds.), *Textbook of Aging Skin.* (pp. 1829-1837). Berlín: Springer.

Brown-Borg, H.M., Borg, K.E., Meliska, C.J. y Bartke, A. (1996). Dwarf mice and the ageing process. *Nature,* 384(6604), 33.

Bulbul Baskan, E. y Akin Belli, A. (2018). Evaluation of the efficacy of microneedle fractional radiofrequency in Turkish patients with atrophic facial acne scars. *Journal of Cosmetic Dermatology,* 11.

Bulteau, A.L., Moreau, M., Saunois, A., Nizard, C. y Friguet, B. (2006). Algae extract-mediated stimulation and protection of proteaso-me activity within human keratinocytes exposed to UVA and UVB irradiation. *Antioxidant & Redox Signaling,* 8(1-2), 136-143.

Burrows, N. P. y Lovell, C. R. (2010). Disorders of Connective Tissue. En T. Burns, S. Breathnach, N. Cox y C. Griffiths (Eds.), *Rook's Textbook of Dermatology, Eighth Edition,* (1-70). Oxford: Blackwell.

Butcher, S.K. et al. (2005). Raised cortisol: DHEAS ratios in the elderly after injury: Potential impact upon neutrophil function and immunity. *Aging Cell,* 4(6), 319-324.

Calof, O.M. et al. (2005). Adverse events associated with testosterone replacement in middle-aged and older men: A meta-analysis of randomized, placebo-controlled trials. *The Journals of Gerontology: Series A,* 60(11), 1451-1457.

Cao, Q. et al. (2018). Waist-hip ratio as a predictor of myocardial infarction risk: A systematic review and meta-analysis. *Medicine,* 97(30), e11639.

Carpenter, L. M. (2018). Botox Nation: Changing the Face of America. *Contemporary Sociology,* 47(3), 299–301.

Carruthers, J. y Carruthers, A. (1999): Practical Cosmetic Botox Techniques. *Journal of Cutaneous Medicine and Surgery,* 3(4), S49-S52.

Cavallini, M. et al. (2013). Hyaluronidases for treating complications by hyaluronic acid dermal fillers: Evaluation of the effects on cell cultures and human skin. *European Journal of Plastic Surgery,* 36(8), 477-484.

Chacko, S. M., Thambi, P. T., Kuttan, R. y Nishigaki, I. (2010). Beneficial effects of green tea: A literature review. *Chinese medicine,* 5, 13.

Chae, W. S. et al. (2015). Comparative study on efficacy and safety of 1550 nm Er:Glass fractional laser and fractional radiofrequency microneedle device for facial atrophic acne scar. *Journal of Cosmetic Dermatology*, 14(2), 100-106.

Chervin, R. D. et al. (2013). The face of sleepiness: Improvement in appearance after treatment of sleep apnea. *Journal of Clinical Sleep Medicine*, 9(9), 845-852.

Chopra, D. (1990). *Perfect Health: The Complete Mind/Body Guide*. Londres: Bantam Books.

Chopra, D. (1989). *Quantum Healing: Exploring the Progress of Mind/Body Medicine*. Nueva York: Bantam Books.

Clancy, D.J., et al. (2001). Extension of life-span by loss of CHICO, a Drosophila insulin receptor substrate protein. *Science*, 292(5514), 104-106.

Clarys, P. y Barel, A. (2013). New trends in antiaging cosmetic ingredients and treatments. En M. Paye, H. I. Maibach y A. O. Barel (Eds.), *Handbook of Cosmetic Science and Technology, Third Edition*, (pp. 291-300). Nueva York: Taylor & Francis.

Cohen, J. L. (2008). Understanding, avoiding, and managing dermal filler complications. *Dermatologic Surgery*, 34(1), S92-S99.

Cohen, J. L. (2012). Utilizing blunt-tipped cannulas in specific regions for soft-tissue augmentation. *Journal of Drugs in Dermatology*, 11(8), s40-s41.

Cohen, S. y Wills, T. A. (1985). Stress, social support, and the buffering hypothesis. *Psychological Bulletin*, 98(2), 310-357.

Coleman, S. R. (2006). Facial augmentation with structural fat grafting. *Clinics in Plastic Surgery*, 33(4), 567-577.

Coleman, S. R. (2006). Structural fat grafting: more than a permanent filler. *Plastic and Reconstructive Surgery*, 118(3), 108S-120S.

Coleman, S. R. y Katzel, E. B. (2015). Fat grafting for facial filling and regeneration. *Clinics in Plastic Surgery*, 42(3), 289-300.

Collaziol, D., Luz, C., Dornelles, F., da Cruz, I. M. y Bauer, M. E. (2004). Psychoneurodendocrine correlates of lymphocyte subsets during healthy ageing. *Mechanism of Ageing and Development*, 125(3), 219-227.

Cook, P. S., y Dwyer, A. (2017). No longer raising eyebrows: The contexts and domestication of Botox as a mundane medical and cultural artefact. *Journal of Consumer Culture*, 17(3), 887–909.

Corona, M. et al. (2007). Vitellogenin, juvenile hormone, insulin signaling, and queen honey bee longevity. *Proceedings of National Academy of Sciences of the United States of America*, 104(17), 7128-7133.

Cupps, T. R. y Fauci, A. S. (1982). Corticosteroid-mediated immuno-regulation in man. *Immunological Reviews,* 65, 133-155.

Darvin, M. E. et al. (2011). Dermal carotenoid level and kinetics after topical and systemic administration of antioxidants: Enrichment strategies in a controlled in vivo study. *Journal of Dermatological Science*, 64(1), 53-58.

Davison, G., Gleeson, M. y Phillips, S. (2007). Antioxidant supplementation and immunoendocrine responses to prolonged exercise. *Medicine and Science in Sports and Exercise*, 39(4), 645-652.

Daynes, R. A. et al. (1993). Altered regulation of IL-6 production with normal aging. Possible linkage to the age-associated decline in dehydroepiandrosterone and its sulfated derivative. *Journal of Immunology*, 150(12), 5219-5230.

De Martinis, M., Franceschi, C., Monti, D. y Ginaldi, L. (2007). Apoptosis remodeling in immunosenescence: Implications for strategies to delay ageing. *Current Medicinal Chemistry*, 14(13), 1389-1397.

DeLorenzi, C. (2017). New High Dose Pulsed Hyaluronidase protocol for hyaluronic acid filler vascular adverse events. *Aesthetic Surgery Journal*, 37(7), 814-825.

Dhabhar, F. S. y McEwen, B. S. (1997). Acute stress enhances while chronic stress suppresses cell-mediated immunity in vivo: A potential role for leukocyte trafficking. *Brain, Behavior, and Immunity*, 11(4), 286-306.

Dhanalakshmi, S., Mallikarjuna, G. U., Singh, R. P. y Agarwal, R. (2004). Silibinin prevents ultraviolet radiation-caused skin damages in SKH-1 hairless mice via a decrease in thymine dimer positive cells and an up-regulation of p53-p21/Cip1 in epidermis. *Carcinogenesis*, 25(8), 1459-1465.

Dhar, H. L. (2001). Saral Meditation: A unique technique for health, intelligence, performance and confidence. *Bombay Hospital Journal*, 43(3), 357-360.

Dhar, H. L. (2002). Meditation, health, intelligence and performance. *Medicine Update APICON*, 202, 1376-1379.

Dhar, H. L. (2006). Practice of integrated geriatric medicine. *Bombay Hospital Journal,* 48(1), 102-103.

Di Lorenzo, C. et al. (2013). Plant food supplements with anti-inflammatory properties: A systematic review (II). *Critical Reviews in Food Science and Nutrition,* 53(5), 507-516.

Dillon, J. S. (2005). Dehydroepiandrosterone, dehydroepiandrosterone sulfate and related steroids: Their role in inflammatory, allergic and immunological disorders. *Current Drug Targets - Inflammation & Allergy,* 4(3), 377-385.

Dobs, A. S. et al. (1999). Pharmacokinetics, efficacy, and safety of a permeation-enhanced testosterone transdermal system in comparison with bi-weekly injections of testosterone enanthate for the treatment of hypogonadal men. *The Journal of Clinical Endocrinology and Metabolism,* 84(10), 3469-3478.

Donga, E. et al. (2010). A single night of partial sleep deprivation induces insulin resistance in multiple metabolic pathways in healthy subjects. *The Journal of Clinical Endocrinology and Metabolism,* 95(6), 2963-2968.

Du, C., Guan, Q., Khalil, M. W. y Sriram, S. (2001). Stimulation of Th2 response by high doses of dehydroepiandrosterone in KLH-primedsplenocytes. *Experimental Biology and Medicine,* 226(11), 1051-1060.

Duffy, D. M. (2006). Liquid silicone for soft tissue augmentation: Histological, clinical and molecular perspectives. En A. W. Klein (Ed.), *Tissue Augmentation in Clinical Practice, 2nd Edition,* (pp. 141-238). Nueva York: Taylor & Francis.

Dunn, J. H. y Koo, J. (2013). Psychological Stress and skin aging: A review of possible mechanisms and potential therapies. *Dermatology Online Journal,* 19(6). 18561.

Duranti, F., Salti, G., Bovani, B., Calandra, M. y Rosati, M. L. (1998). Injectable hyaluronic acid gel for soft tissue augmentation. A clinical and histological study. *Dermatologic Surgery,* 24(12), 1317-1325.

Dysport® (2016). Recuperado de http://www.accessdata.fda.gov/drugsatfda_docs/label/2016/125274s107lbl.pdf.

Edwards, K. M., Burns, V. E., Carroll, D., Drayson, M. y Ring, C. (2007). The acute stress-induced immunoenhancement hypothesis. *Exercise and Sport Sciences Reviews,* 35(3), 150-155.

Egido, J. A., Arroyo, R., Marcos, A. y Jiménez-Alfaro, I. (1993). Middle cerebral artery embolism and unilateral visual loss after autologous fat injection into the glabellar area. *Stroke,* 24(4), 615-616.

Elenkov, I. J. (2004). Glucocorticoids and the Th1/Th2 balance. *Annals of the New York Academy of Science,* 1024, 138-146.

Elenkov, I. J. y Chrousos, G. P. (2002). Stress hormones, proinflammatory and antiinflammatory cytokines, and autoimmunity. *Annals of the New York Academy of Science*, 966, 290-303.

Elmets, C. A. et al. (2001). Cutaneous photoprotection from ultraviolet injury by green tea polylphenols. *Journal of the American Academy of Dermatology*, 44(3), 425-432.

Elson, M. L. (1995). Soft tissue augmentation. A review. *Dermatologic Surgery*, 21(6), 491-500.

Emery, C. F., Kiecolt-Glaser, J. K., Glaser, R., Malarkey, W. B. y Frid, D. J. (2005). Exercise accelerates wound healing among healthy older adults: A preliminary investigation. *The Journals of Gerontology: Series A*, 60(11), 1432-1436.

Erkiert-Polguj, A. et al. (2018). The evaluation of elasticity after nonablative radiofrequency rejuvenation. *Journal of Cosmetic Dermatology*, 18(2), 511-516.

Fatemi Naeini, F., Abtahi-Naeini, B., Pourazizi, M., Nilforoushzadeh, M. A. y Mirmohammadkhani, M. (2014). Fractionated microneedle radiofrequency for treatment of primary axillary hyperhidrosis: A sham control study. The *Australasian Journal of Dermatology*, 56(4), 279-284.

Fathi-Azarbayjani, A., Qun, L., Chan, Y.W. y Chan, S.Y. (2010). Novel vitamin and gold-loaded nanofiber facial mask for topical delivery. *American Association of Pharmaceutical Scientists*, 11(3), 1164-1170.

Feldman, H. A. et al. (2002). Age trends in the level of serum testosterone and other hormones in middle-aged men: Longitudinal results from the Massachusetts male aging study. *The Journal of Clinical Endocrinology and Metabolism*, 87(2), 589-598.

Fernandez-Balsells, M. M. et al. (2010). Clinical review 1: Adverse effects of testosterone therapy in adult men: A systematic review and meta-analysis. *The Journal of Clinical Endocrinology and Metabolism*, 95(6), 2560–2575.

Ferrari, E. et al. (2001). Age-related changes of the hypothalamic-pituitary-adrenal axis: pathophysiological correlates. *European Journal of Endocrinology*, 144(4), 319-329.

Filaire, E. y Lac, G. (2000). Dehydroepiandrosterone (DHEA) rather than testosterone shows saliva androgen responses to exercise in elite female handball players. *International Journal of Sports Medicine*, 21(1), 17-20.

Fistonić, I., Sorta Bilajac Turina, I., Fistonić, N. y Marton, I. (2016). Short time efficacy and safety of focused monopolar radiofrequency device for labial laxity improvement—noninvasive labia tissue tightening. A prospective cohort study. *Lasers in Surgery and Medicine*, 48(3), 254-259.

Fu, Y. C., Jin, X. P., Wei, S. M., Lin, H. F. y Kacew, S. (2000). Ultraviolet radiation and reactive oxygen generation as inducers of keratinocyte apoptosis: Protective role of tea polyphenols. *Journal of Toxicology and Environmental Health, Part A,* 61(3), 177-188.

Garrido, P. (2011). Aging and stress: Past hypotheses, present approaches and perspectives. *Aging and Disease*, 2(1), 80-99.

Gerth, D. J., King, B., Rabach, L., Glasgold, R. A. y Glasgold, M. J. (2014). Long-term volumetric retention of autologous fat grafting processed with closed-membrane filtration. *Aesthetic Surgery Journal,* 34(7), 985-994.

Gestuvo, M. y Hung, W. (2012). Common dietary supplements for cognitive health. *Aging Health*, 8(1), 89-97.

Gleeson, M. (2000). Mucosal immune responses and risk of respiratory illness in elite athletes. *Exercise Immunology Review,* 6, 5-42.

Globerson, A. y Effros, R. B. (2000). Ageing of lymphocytes and lymphocytes in the aged. *Immunology Today,* 21(10), 515-521.

González-Suárez, A., Gutierrez-Herrera, E., Berjano, E., Jimenez Lozano, J. N. y Franco, W. (2015). Thermal and elastic response of subcutaneous tissue with different fibrous septa architectures to RF heating: Numerical study. *Lasers in Surgery and Medicine*, 47(2), 183-195.

Gorouhi, F. y Maibach, H. I. (2009). Role of topical peptides in preventing or treating aged skin. *International Journal of Cosmetic Science*, 31(5), 327-345.

Gorouhi, F. y Maibach, H.I. (2017). Topical Peptides and Proteins for Aging Skin. En M. Farage, K. Miller y H. Maibach H. (Eds.), *Textbook of Aging Skin* (pp.1865-1896). Berlín: Springer.

Graf, B.L. et al. (2015). Compounds leached from quinoa seeds inhibit matrix metalloproteinase activity and intracellular reactive oxygen species. *International Journal of Cosmetic Science*, 37(2), 212-221.

Graham, J. E. Christian, L. M. y Kiecolt-Glaser, J. K. (2006). Stress, age, and immune function: Toward a lifespan approach. *Journal of Behavioral Medicine,* 29, 389-400.

Griffiths, T. W. (2010). Cosmeceuticals: Coming of age. *British Journal of Dermatology*, 162(3), 469-470.

Grumbein, A. y Goodman, J. R. (2015). Pretty as a website: Examining aesthetics on nonsurgical cosmetic procedure websites. *Visual Communication*, 14(4), 485-523.

Haider, A. et al. (2015). Incidence of prostate cancer in hypogonadal men receiving testosterone therapy: Observations from 5-year median followup of 3 registries. *Journal of Urology*, 193(1), 80-86.

Hajjar, R. R., Kaiser, F. E. y Morley, J. E. (1997). Outcomes of long-term testosterone replacement in older hypogonadal males: A retrospective analysis. The *Journal of Clinical Endocrinology and Metabolism*, 82(11), 3793-3796.

Haliwell, B. (1994). Free radicals, antioxidants and human disease: Curiosity cause or consequences? *Lancet*, 344(8924), 721-724.

Hanke, C. W., Higley, H. R., Jolivette, D. M., Swanson, N. A. y Stegman, S. J. (1991). Abscess formation and local necrosis after treatment with Zyderm or Zyplast collagen implant. *Journal of the American Academy of Dermatology*, 25(2), 319-326.

Harman, S.M. et al. (2001). Longitudinal effects of aging on serum total and free testosterone levels in healthy men. Baltimore Longitudinal Study of Aging. The *Journal of Clinical Endocrinology and Metabolism*, 86(2), 724-731.

Hawkley, L.C. y Cacioppo, J. T. (2004). Stress and the aging immune system. *Brain, Behavior, and Immunity*. 18(2), 114-119.

Helfand, S. L. y Inouye, S. K. (2002). Rejuvenating views of the ageing process. *Nature Reviews Genetics*, 3, 149-153.

Hendy, A. (2010). Facial re-contouring using autologous fat transfer. *Journal of Plastic, Reconstructive & Aesthetic Surgery*, 34(1), 65-69.

Hernandez-Pando, R. et al. (1998). The effects of androstenediol and dehydroepiandrosterone on the course and cytokine profile of tuberculosis in BALB/c mice. *Immunology*, 95(2), 234-241.

Hirsch, C. H., et al. (2010). Physical activity and years of healthy life in older adults: Results from the cardiovascular health study. *Journal of Aging and Physical Activity*, 18(3), 313-334.

Hubbard, B.A., Unger, J.G. y Rohrich, R. J. (2014). Reversal of Skin Aging with Topical Retinoids. *Plastic and Reconstructive Surgery*, 133(4), 481e-490e.

Hughes, M. C. et al. (2011). Comparison of Histological Measures of Skin Photoaging. *Dermatology*, 223(2), 140-151.

Isik, S. y Sahin, I. (2012). Contour restoration of the forehead by lipo-filling: Our experience. *Aesthetic Plastic Surgery*, 36(4), 761-766.

Jimenez Lozano, J. N., Vacas-Jacques, P., Anderson, R. R. y Franco W. (2013). Effect of Fibrous Septa in Radiofrequency Heating of Cuta-neous and Subcutaneous Tissues: Computational Study. *Lasers in Surgery and Medicine*, 45(5), 326-338.

Johnston Hurst, R. A. (2018). Collapsing the surfaces of skin and photograph in cosmetic minimally-invasive procedures. *Body & Society*, 24(1-2), 175-192.

Jones, D. B. et al. (1989). The effect of testosterone replacement on plasma lipids and apolipoproteins. *European Journal of Clinical Investigation*, 19(5), 438-441.

Kadouch, J. A. et al. (2013). Delayed-onset complications of facial soft tissue augmentation with permanent fillers in 85 patients. *Dermatologic Surgery*, 39(10), 1474-1485.

Kaminaka, C., Uede, M., Matsunaka, H., Furukawa, F. y Yamamoto, Y. (2015). Clinical studies of the treatment of facial atrophic acne scars and acne with a bipolar fractional radiofrequency system. *The Journal of Dermatology*, 42(6), 580- 587.

Kapoor, D., Goodwin, E., Channer, K. S. y Jones, T. H. (2006). Tes-tosterone replacement therapy improves insulin resistance, gly-caemic control, visceral adiposity and hypercholesterolaemia in hypogonadal men with type 2 diabetes. *European Journal of Endocrinology*, 154(6), 899-906.

Katic, M. et al. (2007). Mitochondrial gene expression and increased oxidative metabolism: Role in increased lifespan of fat-specific in-sulin receptor knock-out mice. *Aging Cell*, 6(6), 827-839.

Katiyar, S. K., Perez, A. y Mukhtar, H. (2000). Green tea polyphenol treatment to human skin prevents formation of ultraviolet light B-induced pyrimidine dimers in DNA. *Clinical Cancer Research*, 6(10), 3864-3869.

Katiyar, S.K. (2002). Treatment of silymarin, a plant flavonoid, pre-vents ultraviolet light-induced immune suppression and oxidati-ve stress in mouse skin. *International Journal of Oncology*, 21(6), 1213-1222.

Kaufman, J.M. y Graydon, R. J. (2004). Androgen replacement after curative radical prostatectomy for prostate cancer in hypogonadal men. *The Journal of Urology,* 172(3), 920-922.

Kemmler, W. et al. (2003). Acute hormonal responses of a high impact physical exercise session in early postmenopausal women. *European Journal of Applied Physiology,* 90(1-2), 199-209.

Kenny, A. M., Prestwood, K. M., Gruman, C. A., Marcello, K. M. y Raisz, L. G. (2001). Effects of transdermal testosterone on bone and muscle in older men with low bioavailable testosterone levels. *The Journals of Gerontology: Series A,* 56(5), M266-M272.

Kenyon, C. (2005). The plasticity of aging: Insights from long-lived mutants. *Cell,* 120(4), 449-460.

Khalid, F., Gorouhi, F. y Maibach, H. (2015). Anti-Aging topical peptides and proteins. En R. Sivamani, J. R. Jagdeo, P. Elsner y H. I. Maibach (Eds.), *Cosmeceuticals and Active Cosmetics, Third Edition* (pp. 127-162). Boca Raton: Taylor & Francis.

Khalsa, D. Singh y Stauth, C. (2002). *Meditation As Medicine: Activate the Power of Your Natural Healing Force.* Nueva York: Simon & Schuster.

Khan, N. y Mukhtar, H. (2013). Tea and health: Studies in humans. *Current Pharmaceutical Design,* 19(34), 6141-6147.

Kiecolt-Glaser, J. K. et al. (2003). Chronic stress and age-related increases in the proinflammatory cytokine IL-6. *Proceedings of the National Academy of Sciences of the United States of America.* 100(15), 9090-9095.

Kim, J. et al. (2001). Protective effects of (-)-epigallocatechin-3-gallate on UVA-and UVB-induced skin damage. *Skin Pharmacology and Applied Skin Physiology,* 14(1), 11-19.

Kim, Y. J., Kim, S. S., Song, W. K., Lee, S. Y. y Yoon, J. S. (2011). Ocular ischemia with hypotony after injection of hyaluronic acid gel. *Ophthalmic Plastic and Reconstructive Surgery,* 27(6), e152-e155.

Kimura, K. D., Tissenbaum, H. A., Liu, Y. y Ruvkun, G. (1997). daf-2, an insulin receptor-like gene that regulates longevity and diapause in Caenorhabditis elegans. *Science,* 277(5328), 942-946.

King, M. (2017). Management of edema. *The Journal of Clinical and Aesthetic Dermatology,* 10(1), E1-E4.

Kirkpatrick, E. (2017). Book Review: Surface Imaginations: Cosmetic Surgery, Photography, and Skin. *Cultural Sociology,* 11(2), 256-258.

Kohut, M. L., Martin, A. E., Senchina, D. S. y Lee, W. (2005). Glucocorticoids produced during exercise may be necessary for optimal virus-induced IL-2 and cell proliferation whereas both catechola-mines and glucocorticoids may be required for adequate immune defense to viral infection. *Brain, Behavior, and Immunity,* 19(5), 423-435.

Kohut, M. L. y Senchina, E. S. (2004). Reversing age-associated im-munosenescence via exercise. *Exercise Immunology Review,* 10, 6-41.

Kokoszka, J. E., Coskun, P., Esposito, L. A. y Wallace, D. C. (2001). Increased mitochondrial oxidative stress in the Sod2 (+/–) mou-se results in the age-related decline of mitochondrial function culminating in increased apoptosis. *Proceedings of the National Academy of Sciences of the United States of America,* 98(5), 2278-2283.

Kovac, J. R. et al. (2014). Patient satisfaction with testosterone repla-cement therapies: The reasons behind the choices. *The Journal of Sexual Medicine,*11(2), 553-562.

Krieger, L. M. y Shaw, W. W. (1999). The effect of increased plastic surgeon supply on fees for aesthetic surgery: An economic analy-sis. *Plastic and Reconstructive Surgery,* 104(2), 559-563.

Küllenberg, D., Taylor, L. A., Schneider, M. y Massing, U. (2012). Heal-th effects of dietary phospholipids. *Lipids in Health and Disease,* 11(3).

Kurosu, H. et al. (2005). Suppression of aging in mice by the hormo-ne Klotho. *Science,* 309(5742), 1829-1833.

Kwak, W. J. et al. (2002). Effects of Ginkgetin from Ginkgo biloba leaves on cyclooxygenases and in vivo skin inflammation. *Planta Medica,* 68(4), 316-321.

Kwon, H. H. et al. (2017). Novel device-based acne treatments: Com-parison of a 1450-nm diode laser and microneedling radiofre-quency on mild-to-moderate acne vulgaris and seborrhoea in Korean patients through a 20-week prospective, randomized, split-face study. *Journal of the European Academy of Dermatolo-gy and Venereology,* 32(4), 639-644.

Kwon, T. R. et al. (2016). Targeting of sebaceous glands to treat acne by micro-insulated needles with radio frequency in a rabbit ear model. *Lasers in Surgery and Medicine,* 49(4), 395-401.

Lack of sleep may speed up skin aging. (2013). Recuperado de https://www.dermatologytimes.com/dermatology-times/news/lack-sleep-may-speed-skin-aging

Lafrance, M. (2018). Skin Studies: Past, Present and Future. *Body & Society*, 24(1-2), 3-32.

Lakshman, K. M. et al. (2010). The effects of injected testosterone dose and age on the conversion of testosterone to estradiol and dihydrotestosterone in young and older men. *The Journal of Clinical Endocrinology and Metabolism*, 95(8), 3955-3964.

Lancaster, G. I. et al. (2004). Effects of acute exhaustive exercise and chronic exercise training on type 1 and type 2 T lymphocytes. *Exercise Immunology Review*, 10, 91-106.

Langton, A. K., Sherratt, M. J., Griffiths C. E. y Watson R. E. (2010). A new wrinkle on old skin: The role of elastic fibres in skin ageing. *International Journal of Cosmetic Science*, 32(5), 330-339.

Lawrence, E. M., Rogers, R. G. y Wadsworth, T. (2015). Happiness and longevity in the United States. *Social Science & Medicine*, 145, 115-119.

Lazzeri, D. et al. (2012). Blindness following cosmetic injections of the face. *Plastic and Reconstructive Surgery*, 129(4), 995-1012.

Lee, C. W. et al. (2011). Amentoflavone inhibits UVB-induced matrix metalloproteinase-1 expression through the modulation of AP-1 components in normal human fibroblasts. *Applied Biochemistry and Biotechnology*, 166(5), 1137-1147.

Leveille, S. G. et al. (2000). Physical inactivity and smoking increase risk for serious infections in older women. *Journal of the American Geriatrics Society*, 48(12), 1582-1588.

Lintner, K. (2010). Peptides and proteins. En Z. D. Draelos (Ed.), *Cosmetic Dermatology: Products and Procedures*, (pp. 292- 301). Oxford: Blackwell.

Lo, J. C., Sim, S. K. y Chee, M. W. (2014). Sleep reduces false memory in healthy older adults. *Sleep*, 37(4), 665-671.

Lovell, C. R. (2016). Acquired Disorders of Dermal Connective Tissue. En C. Griffiths, J. Barker, T. Bleiker, R. Chalmers y D. Creamer (Eds.). *Rook's Textbook of Dermatology, Ninth Edition*, (pp. 1-68). Oxford: John Wiley & Sons Ltd.

Luce, E. A. (1999). Outcome studies and practice guidelines in plastic surgery. *Plastic and Reconstructive Surgery*, 104(4), 1187-1190.

Luz, C. et al. (2003). Impact of psychological and endocrine factors on cytokine production of healthy elderly people. *Mechanisms of Ageing and Development*, 124(8-9), 887-895.

Lyons, N. M. y O'Brien, N. M. (2002). Modulatory effects of an algal extract containing astaxanthin on UVA-irradiated cells in culture. *Journal of Dermatological Science*, 30(1), 73-84.

MacPhee, I. A., Turner, D. R. y Oliveira, D. B. (2000). The role of endogenous steroid hormones in the generation of T helper 2-mediated autoimmunity in mercuric chloride-treated Brown-Norway rats. *Immunology,* 99(1), 141-146.

MacTavish-West, H. (2016). Native Australian plant extracts: Cosmetic applications. En Y. Sultanbawa, y F. Sultanbawa (Eds.), *Australian Native Plants* (pp.277-294). Oakville: Apple Academic Press.

Mallikarjuna, G. et al. (2004). Silbinin protects against photocarcinogenesis via modulation of cell cycle regulators, mitogen-activated protein kinases, and Akt signaling. *Cancer Research,* 64(17), 6349-6356.

Marks, L. S. et al. (2006). Effect of testosterone replacement therapy on prostate tissue in men with late-onset hypogonadism: A randomized controlled trial. *JAMA,* 296(19), 2351-2361.

Mayo Clinic (2019). *Insomnia.* Recuperado de https://www.mayoclinic.org/diseases-conditions/insomnia/symptoms-causes/syc-20355167

McCook, J. P. (2016). Topical Products for the Aging Face. *Clinics in Plastic Surgery,* 43(3), 597-604.

McEwen, B. S. (1998). Protective and damaging effects of stress mediators. *The New England Journal of Medicine,* 338(3), 171-179.

McPhee, J. S. et al. (2016). Physical activity in older age: Perspectives for healthy ageing and frailty. *Biogerontology,* 17(3), 567-80.

Mellody, K., Bell, M. y Sherratt, M. (2016). The skin extracellular matrix as a target of environmental exposure: Molecular mechanisms, prevention and repair. En G. Wondrak (Ed.), *Skin Stress Response Pathways* (pp. 101-125). Cham: Springer.

Merinville, E., Byrne, A. J., Rawlings, A. V., Muggleton, A. J. y Laloeuf, A. C. (2010). Original Contribution: Three clinical studies showing the anti-aging benefits of sodium salicylate in human skin. *Journal of Cosmetic Dermatology,* 9(3), 174-184.

Meyer, M. (2000). *Curing insomnia.* Recuperado de http://www.bhg.com/health-family/conditions/sleep/curing-insomnia/

Migeon, C. J., Keller, A. R., Lawrence, B. y Shepard, T. H. (1957). Dehydroepiandrosterone and androsterone levels in human plasma: Effect of age and sex; day-to-day and diurnal variations. *The Journal of Clinical Endocrinology and Metabolism,* 17(9), 1051-1062.

Mills, S. y Bone, K. (Eds.). (2000). *Principles and practice of phytotherapy. Modern Herbal Medicine.* Edimburgo: Churchill Livingstone.

Miyazaki, K. et al. (2004). Topical application of Bifidobacterium-fermented soy milk extract containing genistein and daidzein improved rheological and physiological properties of skin. *Journal of Cosmetic Science,* 55(5), 473-479.

Mohebi-Nejad, A. y Bikdeli, B. (2014). Omega-3 supplements and cardiovascular diseases. *Tanaffos,* 13(1), 6-14.

Morgentaler, A. et al. (2011). Testosterone therapy in men with untreated prostate cancer. *The Journal of Urology,* 185(4), 1256-1260.

Morgentaler, A. y Traish, A. M. (2009). Shifting the paradigm of testosterone and prostate cancer: The saturation model and the limits of androgen-dependent growth. *European Urology,* 55(2), 310-320.

Morley, J. E. et al. (1993). Effects of testosterone replacement therapy in old hypogonadal males: A preliminary study. *Journal of the American Geriatrics Society,* 41(2), 149-152.

Moskovic, D. J., Araujo, A. B., Lipshultz, L. I. y Khera, M. (2013). The 20 year public health impact and direct cost of testosterone deficiency in U.S. men. *The Journal of Sexual Medicine,* 10(2), 562-569.

Mosmann, T. R., Cherwinski, H., Bond, M. W., Giedlin, M. A. y Coffman, R. L. (1986). Two types of murine helper T cell clone. I. Definition according to profiles of lymphokine activities and secreted proteins. *Journal of Immunology,* 136(7), 2348-2357.

Myobloc® (2009). Recuperado de http://www.accessdata. fda.gov/drugsatfda_docs/label/2009/103846s5120lbl.pdf

Nicklas, B. J. y Brinkley, T. E. (2009). Exercise training as a treatment for chronic inflammation in the elderly. *Exercise and Sport Sciences Reviews,* 37(4), 165-70.

Nicolau, P. J. (2007). Long-lasting and permanent fillers: Biomaterial influence over host tissue response. *Plastic and Reconstructive Surgery,* 119(7), 2271- 2286.

Nigro, N. y Christ-Crain, M. (2012). Testosterone treatment in the aging male: Myth or reality? *Swiss Medical Weekly,* 142, w13539.

Nizard, C. et al. (2004). Algae extract protection effect on oxidized protein level in human stratum corneum. *Annals of the New York Academy of Sciences,* 1019, 219-222.

Noble, R. E. (2001). Waist-to-hip ratio versus BMI as predictors of cardiac risk in obese adult women. *Western Journal of Medicine,* 174(4), 240-241.

Nolen-Hoeksema, S. y Ahrens, C. (2002). Age differences and similarities in the correlates of depressive symptoms. *Psychology and Aging,* 17(1), 116-124.

O'Donnell, A. B., Travison, T. G., Harris, S. S., Tenover, J. L. y McKinlay, J. B. (2006). Testosterone, dehydroepiandrosterone, and physical performance in older men: Results from the Massachusetts male aging study. *The Journal of Clinical Endocrinology and Metabolism,* 91(2), 425-431.

Oshimura, E. y Sakamoto, K. (2017). Amino Acids, Peptides, and Proteins. En K. Sakamoto, R. Lochhead, H. Maibach y Y. Yamashita (Eds.), *Cosmetic Science and Technology* (pp. 285-303). Amsterdam: Elsevier.

Padgett, D. A. y Loria, R. M. (1998). Endocrine regulation of murine macrophage function: Effects of dehydroepiandrosterone, androstenediol, and androstenetriol. *Journal of Neuroimmunology,* 84(1), 61-68.

Pastuszak, A. W. et al. (2012). Pharmacokinetic evaluation and dosing of subcutaneous testosterone pellets. *Journal of Andrology,* 33(5), 927-937.

Pastuszak, A. W. et al. (2013). Testosterone replacement therapy in the setting of prostate cancer treated with radiation. *International Journal of Impotence Research,* 25(1), 24-28.

Pastuszak, A. W. et al (2013). Testosterone replacement therapy in patients with prostate cancer after radical prostatectomy. *The Journal of Urology,* 190(2), 639-644.

Patrick, D. L. y Erickson, P. (1993). *Health Status and Health Policy: Quality of Life in Health Care Evaluation and Resource Allocation.* Nueva York: Oxford University Press.

Patridge, L. y Gems, D. (2002). Ageing: A lethal side-effect. *Nature,* 418 (6901), 921.

Peskoe, S. B. et al. (2015). Circulating total testosterone and PSA concentrations in a nationally representative sample of men without a diagnosis of prostate cancer. *Prostate,* 75(11), 1167-1176.

Philip, P. et al. (2004). Age, performance and sleep deprivation. *Journal of Sleep Research,* 13(2), 105-110.

Philipp-Dormston, W. G. et al. (2018). Intracranial penetration during temporal soft tissue filler injection—Is it possible?. *Dermatologic Surgery,* 44(1), 84-91.

Phillips, A. C., Burns, V. E. y Lord, J. M. (2007). Stress and exercise: Getting the balance right for aging immunity. *Exercise and Sport Sciences Reviews*, 35(1), 35-39.

Pierpaoli, W. y Maestronic, G. (1987). Melatonin: A principal neuroimmuno regulatory and anti-stress hormone: Its antiageing effects. *Immunology Letters*,16 (3-4), 355-361.

Pongsrihadulchai, N., Chalermchai, T., Ophaswongse, S., Pongsawat, S. y Udompataikul, P. (2016). An efficacy and safety of nanofractional radiofrequency for the treatment of striae alba. *Journal of Cosmetic Dermatology*, 16(1), 84-90.

President's Council on Bioethics (2003). *Beyond Therapy: Biotechnology and the Pursuit of Happiness*. Washington: Dana Press.

Price, C. T., Langford, J. R. y Liporace, F. A. (2012). Essential nutrients for bone health and a review of their availability in the average north American diet. *The Open Orthopaedics Journal*, 6, 143-9.

Pritzker R. N., Hamilton, H. K. y Dover, J. S. (2014). Comparison of different technologies for noninvasive skin tightening. *Journal of Cosmetic Dermatology*, 13(4), 315-323.

Rebelo-Marques, A. et al. (2018). Aging hallmarks: The benefits of physical exercise. *Frontiers in Endocrinology*, 9, 258.

Rhoden, E. L. y Morgentaler, A. (2004). Risks of testosterone-replacement therapy and recommendations for monitoring. *The New England Journal of Medicine*, 350(5), 482-492.

Rhoden, E. L. y Morgentaler, A. (2004). Treatment of testosterone-induced gynecomastia with the aromatase inhibitor, anastrozole. *International Journal of Impotence Research*, 16(1), 95-97.

Riechman, S. E., Fabian, T. J., Kroboth, P. D. y Ferrell, R. E. (2004). Steroid sulfatase gene variation and DHEA responsiveness to resistance exercise in MERET. *Physiological Genomics*, 17, 300-306.

Rincon, M., Rudin, E. y Barzilai, N. (2005). The insulin/IGF-1 signaling in mammals and its relevance to human longevity. *Experimental Gerontology*, 40(11), 873-877.

Robinson, J. G., Ijioma, N. y Harris, W. (2010). Omega-3 fatty acids and cognitive function in women. *Women's Health* (Londres, Inglaterra), 6(1), 119-134.

Russell, S. J. y Kahn, C. R. (2007). Endocrine regulation of ageing. *Nature Review, Molecular Cell Biology*, 8(9), 681-691.

Saffel-Shrier, S. (2000). Carbohydrate counting for older patients. *Diabetes Spectrum*, 13(3), 149.

Samuelson, A. V., Klimczak, R. R., Thompson, D. B., Carr, C. E. y Ruvkun, G. (2007). Identification of Caenorhabditis elegans genes regulating longevity using enhanced RNAi-sensitive strains. *Cold Spring Harbor Symposia on Quantitative Biology*, 72, 489-497.

Sanan, A., Hjelm, N., Tassone, P., Krein, H. y Heffelfinger, R. (2018). Thermisto-controlled subdermal skin tightening for the aging face: Clinical outcomes and efficacy. *Laryngoscope Investigative Otolaryngology*, 4(1), 18-23.

Santilli, V., Bernetti, A., Mangone, M. y Paoloni, M. (2014). Clinical definition of sarcopenia. *Clinical Cases in Mineral and Bone Metabolism*, 11(3), 177-80.

Schlessinger, J., Gilbert, E., Cohen, J. L. y Kaufman, J. (2017). New uses of AbobotulinumtoxinA in aesthetics. *Aesthetic Surgery Journal*, 37(suppl_1), S45-S58.

Schmidt, M. et al. (2006). Inflammation and sex hormone metabolism. *Annals of the New York Academy of Sciences*, 1069, 236-246.

Sears, M. E., Kerr, K. J. y Bray, R. I. (2012). Arsenic, cadmium, lead, and mercury in sweat: A systematic review. *Journal of Environmental and Public Health*, 184745.

Seftel, A. (2007). Testosterone replacement therapy for male hypogonadism: Part III. Pharmacologic and clinical profiles, monitoring, safety issues, and potential future agents. *International Journal of Impotence Research*, 19(1), 2-24.

Selman, C. et al. (2008). Evidence for lifespan extension and delayed age-related biomarkers in insulin receptor substrate 1 null mice. *The FASEB Journal*, 22(3), 807-818.

Sherratt, M. J. (2009). Tissue elasticity and the ageing elastic fibre. *Age*, 31(4), 305-325.

Short Sleep Duration Among Workers — United States, 2010. (27 de abril de 2012). Recuperado de http://www.cdc.gov/ mmwr/preview/mmwrhtml/mm6116a2.htm?s_cid=mm6116a2_ w

Siegel, J. M. (2009). Sleep viewed as a state of adaptive inactivity. *Nature Reviews. Neuroscience*, 10(10), 747-753.

Signorini, M. et al. (2016). Global aesthetics consensus: Avoidance and management of complications from hyaluronic acid fillers— evidence- and opinion-based review and consensus recommendations. *Plastic and Reconstructive Surgery*, 137(6), 961e-971e.

Sih, R. et al. (1997). Testosterone replacement in older hypogonadal men: A 12-month randomized controlled trial. *The Journal of Clinical Endocrinology and Metabolism,* 82(6), 1661-1667.

Singh, R. P., Sharad, S. y Kapur, S. (2004). Free radicals and oxidative stress in neurodegenerative diseases. Relevance of dietary antioxidant. *Journal, Indian Academy of Clinical Medicine,* 5(3), 218-25.

Singh, R. P. y Agarwal, R. (2005). Mechanisms and preclinical efficacy of Silibinin in preventing skin cancer. *European Journal of Cancer,* 41(13), 1969-1979.

Smith, R. P. et al. (2013). Factors influencing patient decisions to initiate and discontinue subcutaneous testosterone pellets (Testopel) for treatment of hypogonadism. *The Journal of Sexual Medicine,* 10(9), 2326-2333.

Snyder, P. J. et al. (2000). Effects of testosterone replacement in hypogonadal men. *The Journal of Clinical Endocrinology and Metabolism,* 85(8), 2670-2677.

Snyder, P. J. et al. (1999). Effect of testosterone treatment on bone mineral density in men over 65 years of age. *The Journal of Clinical Endocrinology and Metabolism,* 84(6), 1966-1972.

Steptoe, A., Deaton, A. y Stone, A. A. (2014). Subjective wellbeing, health, and ageing. *Lancet,* 385(9968), 640-648.

Südel, K. M. et al. (2005). Novel aspects of intrinsic and extrinsic aging of human skin: Beneficial effects of soy extract. *Photochemistry and Photobiology,* 81(5), 581-587.

Sundaram, H. et al. (2016). Global aesthetics consensus: Botulinum toxin type A—Evidence based review, emerging concepts, and consensus recommendations for aesthetic use, including updates on complications. *Plastic and Reconstructive Surgery,* 137(3), 518e-529e.

Suzuki, T., Suzuki, N., Daynes, R. A. y Engleman, E. G. (1991). Dehydroepiandrosterone enhances IL2 production and cytotoxic effector function of human T cells. *Clinical Immunology and Immunopathology,* 61(2 Pt 1), 202-211.

Taguchi, A., Wartschow, L. M. y White, M. F. (2007). Brain IRS2 signaling coordinates life span and nutrient homeostasis. *Science,* 317(5836), 369-372.

Takahashi, K. y Ishigami, A. (2017). Anti-aging effects of coffee. *Aging,* 9(8), 1863-1864.

Tancrède-Bohin, E. et al. (2014). Non-invasive short-term assessment of retinoids effects on human skin in vivo using multiphoton microscopy. *Journal of the European Academy of Dermatology and Venereology*, 29(4), 673- 681.

Teleman, A. A., Hietakangas, V., Sayadian, A. C. y Cohen, S. M. (2008). Nutritional control of protein biosynthetic capacity by insulin via Myc in Drosophila. *Cell Metabolism,* 7(1), 21-32.

Tenover, J. L. (2003). The androgen-deficient aging male: Current treatment options. *Reviews in Urology,* 5(Suppl 1), S22-28.

Tenover, J. S. (1992). Effects of testosterone supplementation in the aging male. *The Journal of Clinical Endocrinology and Metabolism,* 75(4), 1092-1098.

Thompson, P.D. et al. (1989). Contrasting effects of testosterone and stanozolol on serum lipoprotein levels. *JAMA,* 261(8), 1165- 1168.

Toivonen, J. M. y Partridge, L. (2008). Endocrine regulation of ageing and reproduction in Drosophila. *Molecular and Cellular Endocrinology,* 299(1), 39-50.

Tran, C. et al. (2013). In vitro and in vivo studies with tetra-hydro-jasmonic acid (LR2412) reveal its potential to correct signs of skin ageing. *Journal of the European Academy of Dermatology and Venereology*, 28(4), 415-423.

Traustadóttir, T., Bosch, P. R. y Matt, K. S. (2005). The HPA axis response to stress in women: Effects of aging and fitness. *Psychoneuroendocrinology*, 30(4), 392-402.

Tremaine, A.M. y Avram, M.M. (2015). FDA MAUDE data on complications with lasers, light sources, and energy-based devices. *Lasers in Surgery and Medicine*, 47(2), 133-140.

University Hospitals. (17 de Julio de 2013). *Esteé Lauder clinical trial finds link between sleep deprivation and skin aging.* Recuperado de http://news.uhhospitals.org/news-releases/esteeacute-lauder-clinical-trial-finds-link-between-sleep-deprivation-and-skin-aging.htm

Urdiales-Gálvez, F. et al. (2018). Treatment of soft tissue filler complication: Expert consensus recommendations. *Aesthetic Plastic Surgery*, 42(2), 498-510.

Vayalil, P. K., Elmets, C. A. y Katiyar, S. K. (2003). Treatment of green tea polyphenols in hydrophilic cream prevents UVB-induced oxidation of lipids and proteins, depletion of antioxidant enzymes and phosphorylation of MAPK proteins in SKH-1 hairless mouse skin. *Carcinogenesis,* 24(5), 927-936.

Vedamurthy, M. (2018). Beware what you inject: Complications of injectables-dermal fillers. *Journal of Cutaneous and Aesthetic Surgery,* 11(2), 60-66.

Vidali, S. et al. (2016). Thyroid hormones enhance mitochondrial function in human epidermis. *Journal of Investigative Dermatology,* 136(10), 2003-2012.

Wang, C. et al. (2000). Transdermal testosterone gel improves sexual function, mood, muscle strength, and body composition parameters in hypogonadal men. *The Journal of Clinical Endocrinology and Metabolism,* 85(8), 2839-2853.

Watson, R. E. B. et al. (2009). A cosmetic 'anti-ageing' product improves photoaged skin: A double-blind, randomized controlled trial. *British Journal of Dermatology,* 161(2), 419-426.

Webster, J. I., Tonelli, L. y Sternberg, E. M. (2002). Neuroendocrine regulation of immunity. *Annual Review of Immunology,* 20, 125-163.

Wei, H. et al. (2003). Isoflavone genistein: Photoprotection and clinical implications in dermatology. *The Journal of Nutrition, 133(11 Suppl 1),* 3811S-3819S.

Weymuller, E. A. et al. (2000). Quality of life in patients with head and neck cancer: Lessons learned from 549 prospectively evaluated patients. *Archives of Otolaryngology–Head & Neck Surgery,* 126(3), 329-336.

Wilkins, E. G., Lowery, J. C. y Smith, D. J. (1996). Outcomes research: A primer for plastic surgeons. *Annals of Plastic Surgery,* 37(1), 1-11.

Woods, J. A., Wilund, K. R., Martin, S. A. y Kistler, B. M. (2011). Exercise, inflammation and aging. *Aging and Disease,* 3(1), 130-40.

Xeomin® (2010). Recuperado de http://www.accessdata. fda.gov/drugs atfda_docs/label/2010/125360lbl.pdf

Xu, L., Freeman, G., Cowling, B. J. y Schooling, C. M. (2013). Testosterone therapy and cardiovascular events among men: A systematic review and meta-analysis of placebo-controlled randomized trials. *BMC Medicine,* 11, 108.

Yoo, S. L., Eum, J. H. y Park, J. G. (2011). The role of ego-resilience in associations between self-efficacy, stress, and self-esteem in elementary physical education setting. *Korean Journal of Sport Psychology*, 22(4), 169-182.

Zerini, I. et al. (2015). Cellulite treatment: A comprehensive literature review. *Journal of Cosmetic Dermatology*, 14(3), 224-240.

Zgliczynski, S. et al. (1996). Effect of testosterone replacement therapy on lipids and lipoproteins in hypogonadal and elderly men. *Atherosclerosis*, 121(1), 35-43.

Zitzmann, M. y Nieschlag, E. (2007). Androgen receptor gene CAG repeat length and body mass index modulate the safety of long-term intramuscular testosterone undecanoate therapy in hypogonadal men. *The Journal of Clinical Endocrinology and Metabolism*, 92(10), 3844-3853.

APÉNDICE:
CALORÍAS DE LOS ALIMENTOS MÁS COMUNES, POR CADA 100 GRAMOS

Calorías de las frutas y verduras

Arándanos...................... 41 kcal
Calabacín....................... 31 kcal
Calabaza .... 24 kcal
Caqui............................ 64 kcal
Cebolla.......................... 47 kcal
Chícharos .... 78 kcal
Ciruelas .... 44 kcal
Coliflor, brócoli, berza.... 22 kcal
Frambuesas.................... 40 kcal
Fresas .... 36 kcal
Granada........................ 65 kcal
Higos............................ 80 kcal
Judías verdes................. 30 kcal
Kiwi.............................. 51 kcal
Lechuga .... 20 kcal
Limón .... 39 kcal
Mandarina..................... 40 kcal
Mango .... 57 kcal
Manzana........................ 52 kcal

Melón........................... 31 kcal
Naranja .... 44 kcal
Patatas .... 79 kcal
Pera.............................. 61 kcal
Pimientos .... 20 kcal
Piña.............................. 51 kcal
Plátano.......................... 90 kcal
Sandía........................... 30 kcal
Tomates .... 18 kcal
Uva............................... 81 kcal
Verduras verdes.............. 29 kcal
Zanahorias .... 33 kcal

Calorías en frutos secos y semillas

Almendras..................... 620 kcal
Lino.............................. 534 kcal
Maní............................. 560 kcal
Nueces .... 660 kcal
Pistachos .... 581 kcal
Sésamo .... 573 kcal

Calorías de cereales y legumbres

Arroz blanco .... 354 kcal

Arroz integral .... 350 kcal

Avena .... 367 kcal

Centeno .... 350 kcal

Galletas........................ 400 kcal

Garbanzos .... 361 kcal

Harina de trigo............. 348 kcal

Judías............................ 343 kcal

Lentejas .... 336 kcal

Pan blanco..................... 258 kcal

Pan integral.................. 239 kcal

Pasta .... 368 kcal

Soja... .... 446 kcal

Calorías de carnes, huevo y pescados

Almejas........................... 50 kcal

Anchoas........................ 175 kcal

Atún... .... 225 kcal

Bacalao .... 322 kcal

Calamar.......................... 82 kcal

Cerdo (lomo).................. 250 kcal

Conejo............................ 150 kcal

Cordero (pierna)............ 200 kcal

Dorada... .... 80 kcal

Langostino .... 96 kcal

Lubina........................... 118 kcal

Merluza........................... 86 kcal

Pavo (muslo) .... 180 kcal

Pollo (muslo).................. 180 kcal

Salmón... .... 172 kcal

Sardinas .... 151 kcal

Ternera (filete).............. 250 kcal

Calorías en lácteos y derivados

Cuajada........................... 92 kcal

Flan .... 120 kcal

Leche desnatada... .... 33 kcal

Leche entera................... 68 kcal

Leche semidesnatada ..... 49 kcal

Queso curado .... 370 kcal

Queso fresco .... 174 kcal

Yogur con frutas .... 82 kcal

Yogur desnatado .... 45 kcal

Yogur entero................... 62 kcal

Calorías en aceites y azúcares

Aceite de girasol............ 900 kcal

Aceite de oliva .... 900 kcal

Aceite de sésamo .... 900 Kcla

Azúcar .... 373 kcal

Mantequilla................... 752 kcal

Margarina .... 700 kcal

Mermelada... .... 280 kcal

Miel .... 295 kcal

GLOSARIO

Alfa-hidroxiácidos (AHAs): grupo de ácidos naturales que se encuentran en algunas comidas. Incluyen los ácidos cítricos, ácido glicólico y ácido láctico, entre otros. En la cosmética, los AHAs se utilizan para tratar la piel seca, las arrugas y el acné.

Alcalinidad: capacidad de una sustancia de neutralizar ácidos.

Antioxidantes: sustancias que contrarrestan los efectos de los daños por oxidación en un organismo, como las vitaminas C y E, y los betacarotenos.

Autofagia: proceso en el cual el cuerpo se deshace de células y proteínas dañadas para crear nuevas.

Beta-hidroxiácidos (BHAs): grupo de ácidos que son solubles en aceite y se encuentran en plantas, como el ácido salicílico. Tiene propiedades antiinflamatorias y antibacteriales.

Cetogénica/cetosis: dieta diseñada para que el cuerpo entre en un estado de cetosis y así obtenga su energía de la grasa corporal y produzca cetonas, unas moléculas que sirven como energía cuando hay falta de glucosa en el organismo.

Citoquina: proteína que coordina la respuesta del sistema inmunológico y regula el funcionamiento de las células.

Cromosoma: estructuras formadas por el ADN y proteínas que contiene la información genética de los organismos.

Degeneración macular: pérdida de visión asociada con la edad en la que se deteriora la retina, causando vista borrosa o falta de visión en el centro del campo visual.

Expresión génica: proceso por el que las instrucciones genéticas se utilizan para sintetizar productos génicos en forma de proteínas, enzimas, hormonas y receptores.

Factores de crecimiento: conjunto de proteínas que se encuentran en la sangre. Tienen un papel esencial en la reparación y regeneración de los tejidos. Son como mensajeros para las células.

Fibroblastos: tipo de célula que se encuentra en los tejidos cuya función principal es producir el colágeno.

Fitoestrógenos: compuestos químicos que se encuentran en plantas y vegetales que tienen una estructura similar a los estrógenos humanos.

Fotoenvejecimiento: daño a la piel provocado por la exposición al sol y los rayos UV.

Hormona del crecimiento humano: sustancia que regula el metabolismo y el crecimiento del cuerpo.

Índice cintura-cadera (ICC): en inglés se llama *waist-hip ratio*, o WHR. Es una medida que se utiliza para medir la salud del peso de una persona y su probabilidad de riesgo de ciertas enfermedades. Se calcula con la relación entre la medida de la cintura y la cadera.

Índice de masa corporal (IMC): en inglés se llama *body mass index,* o BMI. Es una medida que se utiliza para cuantificar la cantidad de masa del cuerpo y categorizar su peso como bajo, normal, sobrepeso u obeso.

Leptina: proteína que se libera de la grasa corporal. Regula el apetito e incrementa el gasto calórico y metabólico, por lo que sirve para regular el peso corporal.

Macronutriente: nutrientes que proporcionan la mayor parte de la energía metabólica al organismo y son esenciales para su funcionamiento.

Manto ácido: capa ácida en la superficie de la piel que funciona como protector natural. Tiene pH de 5.5, por lo que lucha contra gérmenes, bacterias, hongos y virus.

Melanina: pigmento de la piel que se encuentra en la mayoría de los organismos, y es responsable por el color de la piel y el cabello. Se produce a partir de los melanocitos y tiene un papel fundamental en la protección del sol y los rayos UV.

Melatonina: hormona producida naturalmente por el organismo y posee como principal función regular el ciclo circadiano, haciendo que funcione correctamente, mejorando la calidad del sueño. Asimismo, la melatonina promueve el buen funcionamiento del organismo y actúa como antioxidante.

Ondas delta: ondas producidas por el cerebro. Están asociadas con el sueño profundo y una etapa en la cual no soñamos y se produce la reparación de las células.

Optimización hormonal bioidéntica: terapia que busca equilibrar las hormonas utilizando hormonas bioidénticas, que son productos sintéticos químicamente idénticos a las hormonas naturales del cuerpo.

Presbiacusia: pérdida auditiva asociada con la edad.

Presbicia: pérdida de la visión asociada con la edad. Dificulta la habilidad para leer y ver objetos de cerca.

Radicales libres: compuestos moleculares que contienen uno o más electrones sin par. Los radicales libres son altamente reactivos y pueden causar daño al organismo.

REM: etapa del sueño. Su nombre en inglés es *rapid eye movement,* que significa movimiento ocular rápido. En esta etapa hay mucha actividad cerebral y ocurren la mayoría de los sueños.

Retinol/retinoides: los retinoides son un compuesto químico relacionado a la vitamina A que promueve la regeneración celular. El retinol es un tipo de retinoide que se utiliza en muchos productos de cuidado de la piel por sus propiedades antiedad.

Sarcopenia: pérdida de masa muscular y fuerza asociada con la edad. Se estima que cerca de un tercio de la masa muscular se pierde con la edad.

Sistema de factor de protección solar (SPF): número que va de 2 a 100 y mide la capacidad de un producto de proteger de los rayos UV.

Telomerasa: enzima que extiende los telómeros de los cromosomas.

Telómeros: protegen las regiones internas de las cromosomas y se encuentran en sus extremos.

DR. DANIEL L. CAMPOS, DNP

El Dr. Campos se especializa en procedimientos estéticos no quirúrgicos y antienvejecimiento. Nacido en Cuba, donde comenzó
su carrera profesional, se radicó en Miami en 1995 y continuó sus
estudios hasta obtener una Maestría en práctica avanzada de en-
fermería por la Universidad de Miami con el enfoque en atención
primaria de adultos y ancianos. Obtuvo su Doctorado en la Universidad Nova y desde 2014 ejerce la práctica privada en la ciudad
de Coral Gables, Florida.

El Dr. Campos es Jefe de Redacción de la revista *Buen Vivir*, ha
sido profesor en varias universidades en el sur de la Florida, y es
invitado habitual en programas de radio y televisión en los Estados Unidos, como experto en temas de salud y belleza. Además,
es colaborador permanente de la revista *People en Español* en su
sección *Ponte Bella*, en el programa *Un nuevo día* de Telemundo,
así como la sección *Estilo de vida* de Telemundo Digital y el programa *¡Hola! Fashion* de Hola TV.